Die vasculäre Myelopathie

Von

Dr. Erwin Neumayer

Oberarzt der Neurologischen Abteilung
des Altersheims der Stadt Wien-Lainz

Mit 16 Textabbildungen

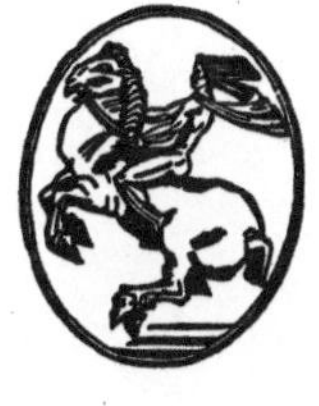

1967

Springer-Verlag

Wien · New York

ISBN-13:978-3-211-80827-6   e-ISBN-13:978-3-7091-7955-0
DOI: 10.1007/978-3-7091-7955-0

Library of Congress Catalog Card Number: 67-21283

Titel-Nr. 9214

Vorwort

Durch die Monographie über „Vasculäre Myelopathien" wurde eine Lücke in den neurologisch-wissenschaftlichen Publikationen geschlossen. Überblickt man die Fülle der wissenschaftlichen Publikationen, die sich mit den Gefäßerkrankungen des Zentralnervensystems beschäftigen, so fällt auf, daß die meisten sich mit den cerebro-vasculären Störungen befassen, aber nur ein kleiner Teil mit den Gefäßerkrankungen des Rückenmarks.

Durch die besondere Eigenart des Krankengutes aus der Neurologischen Abteilung des Altersheimes der Stadt Wien, Lainz, welches dem Autor zur Verfügung stand, war es möglich, aus eigener klinischer Erfahrung und auch auf Grund pathologisch-anatomischer Untersuchungen dieses klinisch wichtige Gebiet wissenschaftlich zu bearbeiten. So konnte NEUMAYER zeigen, daß ein Teil jener Patienten, die unter dem klinischen Bilde einer amyotrophischen Lateralsklerose im höheren Lebensalter verliefen, in Wirklichkeit vasculäre Myelopathien waren. Aber auch sogenannte „Alters-Multiple-Sklerosen", mit fast ausschließlicher spinaler Symptomatik, konnten vom Autor als vasculäre Myelopathien entlarvt werden. Nur auf Grund subtilster klinisch-neurologischer Längsschnittuntersuchungen und mit Einbau entsprechender Hilfsuntersuchungen, wie sie der Autor in seinem Buche beschreibt, wird es möglich sein, diese differentialdiagnostischen Schwierigkeiten zu klären und zur klinischen Diagnose *Vasculäre Myelopathie* zu kommen. Ein Großteil seiner klinischen Diagnosen vasculärer Myelopathien wurden durch pathologisch-anatomische Untersuchungen eindeutig bestimmt.

Ich bin also der Meinung, daß dieses Buch eine absolute Bereicherung der neurologischen Fachliteratur, sowohl für den Neurologen als auch neurologisch interessierten Praktiker sowie Neuropathologen, bedeutet und daher nur zu begrüßen ist.

W i e n, im April 1967

Prof. Dr. Hans Hoff
Vorstand der Psychiatrisch-Neurologischen
Klinik der Universität Wien

Inhaltsverzeichnis

Einleitung

Die jahrelange Betreuung chronisch Nervenkranker brachte es mit sich, der Längsschnittbeobachtung besonderes Augenmerk zuzuwenden bzw. die Verläufe und klinischen Facetten der neurologischen Symptomatik eingehend zu studieren.

Das Krankengut der Neurologischen Abteilung des Altersheimes der Stadt Wien-Lainz unterscheidet sich von jenem einer Klinik bzw. eines neurologischen Krankenhauses dadurch, daß es fast ausschließlich aus Patienten zusammengesetzt ist, welche chronische Krankheitsbilder bieten. Da die überwiegende Zahl der neurologischen Krankheiten aber solche Verläufe zeigt, kommt eine sehr große Zahl von Fällen zur Beobachtung, welche insbesondere dem Formenkreis der degenerativen Krankheiten des Nervensystems zugeordnet werden.

Die jahrelange Erfahrung mit diesen Krankheitsbildern ließ im Laufe der Zeit Beobachtungen evident werden, die schon von der Klinik her Abweichungen von der charakteristischen Norm dieser Bilder registrieren ließ.

Die Möglichkeit, nach langer Beobachtungszeit die klinisch gestellte Diagnose im Spiegel der Autopsie zu verifizieren, bietet eine einmalige Gelegenheit neue Erkenntnisse in diagnostischer und differentialdiagnostischer Hinsicht zu gewinnen. BIRKMAYER hat auf diese besonders optimalen Verhältnisse in seiner „Anstaltsneurologie" hingewiesen. Es muß in diesem Zusammenhang das große Entgegenkommen des Prosektors des Krankenhauses Lainz, Herrn Prof. Dr. L. HASLHOFER, besonders hervorgehoben werden, welcher in großzügiger Weise das anfallende Autopsiematerial der Neurologischen Abteilung zur Weiterbearbeitung überläßt.

So kam es, daß die ersten klinischen und neuropathologischen Beobachtungen vasculärer Rückenmarksschäden mehr als zehn Jahre zurückliegen. Inzwischen konnten sowohl klinisch wie neuropathologisch weitere Beobachtungen gemacht werden. Die Zusammenarbeit mit dem Neurologischen Institut der Universität Wien, Vorstand Prof. Dr. F. SEITELBERGER, insbesondere aber mit Dr. K. JELLINGER haben eine weitere Bereicherung vor allem des neuropathologischen Kenntnisstandes ergeben. Gemeinsame Publikationen haben das Krankengut und Autopsiematerial der Lainzer Abteilung und des Neurologischen Institutes verwertet und zunächst versucht, die Eigenart dieser Rückenmarkserkrankung klinisch und anatomisch darzustellen. Die vielfältigen Beziehungen zu den anderen gefäßbedingten

Rückenmarksschäden und die sich daraus ergebenden klinischen, anatomischen und neuropathologischen Probleme und Fragen konnten bislang dabei nur angedeutet werden.

Es ergab sich somit die Notwendigkeit, vom klinischen Standpunkte her so eingehend wie möglich das Krankheitsbild der vasculären Myelopathie zu umreißen, die dabei zur Beobachtung gelangenden morphologischen Bilder zu beschreiben und nach Möglichkeit Korrelationen zwischen Klinik und Neuropathologie herzustellen. Gleichzeitig war die Verstreutheit der Literatur ein Grund, die zur Diskussion stehenden Krankheitsbilder der vasculären Myelopathie einer eingehenderen Erörterung zuzuführen.

In der vorliegenden Arbeit wird ein Krankengut berücksichtigt, welches 85 Fälle einer vasculären Myelopathie des höheren Lebensalters umfaßt. 79 Fälle davon konnten nicht nur einer klinischen, sondern auch einer neuropathologischen Untersuchung zugeführt werden. Ein Teil dieser Fälle ist entsprechend der Zusammenarbeit mit JELLINGER bereits gemeinsam publiziert. Ein anderer Teil wurde sowohl von JELLINGER, als auch von NEUMAYER getrennt veröffentlicht.

Außer diesem Krankengut wurden noch 3 Fälle einer Phlebitis der Rückenmarksvenen mitverwertet, welche sowohl klinisch als auch pathologisch-anatomisch beobachtet werden konnten. Diese Fälle sind bereits anderenorts veröffentlicht worden. Schließlich konnte noch je ein Fall einer angiodysgenetischen Myelopathie und einer Myelopathie beobachtet werden, welche im Zusammenspiel mit vasculären und vertebrogenen Faktoren zustande kam.

Bei der Besprechung der Differentialdiagnose und bei der statistischen Bearbeitung des Materials stand auch das große Krankengut der Neurologischen Abteilung des Altersheimes der Stadt Wien-Lainz zur Verfügung. So konnten sich die statistischen Untersuchungen und differentialdiagnostischen Erwägungen auf 33 Fälle von anderen Rückenmarkserkrankungen beispielsweise einer Tabes dorsalis oder auch Tumoren des Rückenmarkes beziehen. Ferner wurden in diesem Zusammenhange 200 Fälle von autoptisch gesicherter Multipler Sklerose herangezogen und schließlich wurden noch 30 Fälle von ebenfalls autoptisch gesicherter myatrophischer Lateralsklerose den Untersuchungen zugrundegelegt.

Die Darstellung und Gliederung des zur Besprechung gelangenden Stoffes wird entsprechend der Einstellung des Verfassers, vom Standpunkte des Klinikers erfolgen, welcher jedoch neuropathologisch interessiert und auch orientiert ist. Anatomische und pathologische Fragestellungen werden — soweit es erforderlich ist — mitberücksichtigt. Diesbezüglich darf auf die Arbeit von K. JELLINGER verwiesen werden, welcher als Neuropathologe das Hauptgewicht seiner Untersuchungen auf solche Aspekte gelegt hat

I. Zur Geschichte der vasculären Myelopathie

Die Bedeutung des Kreislaufes für den Organismus ist seit den Anfängen der Medizin den Ärzten praktisch geläufig gewesen. Eingehende und umfangreiche klinische, physiologische und morphologische Untersuchungen waren jedoch erforderlich, bis der heutige Kenntnisstand der Kreislaufforschung erreicht wurde. Neben den Erkenntnissen für den allgemeinen Kreislauf hat sich in den letzten Jahrzehnten das Schwergewicht der Forschung immer mehr auf Kreislaufverhältnisse einzelner Organe des Körpers verlegt. Daraus hat auch die Neurologie ihren Nutzen gezogen, indem Kenntnisse für den Hirnkreislauf erworben wurden. Sie sind vor allem in den Arbeiten von Max SCHNEIDER, ZÜLCH, SCHOLZ, WOLLHEIM u. a. niedergelegt. Die Anwendung moderner Untersuchungsmethoden, etwa die Stickoxydulmethode von KETY-SMITH oder aber die Anwendung von Isotopen zur Messung des Hirnkreislaufes (EICHHORN, BIRKMAYER und SEEMANN, BIRKMAYER, SEEMANN und Mitarbeiter, WILCKE u. a.) hat zu Erkenntnissen geführt, welche sowohl in patho-physiologischer als auch in therapeutischer Hinsicht neue Ansätze ergeben haben. Man kann also sagen, über die Physiologie und Pathologie des Hirnkreislaufes besteht derzeit ein recht großer Wissensstand.

Von anatomischer Seite her hat die von MONIZ inaugurierte Angiographie einen wesentlichen Beitrag zur Kenntnis der Verhältnisse geleistet.

Die Annahme, daß von diesen Kenntnissen des Hirnkreislaufes auch das Wissen um die Verhältnisse der Rückenmarksdurchblutung bzw. des Rückenmarkskreislaufs Nutzen gezogen hat, ist naheliegend, aber leider nicht zutreffend. Die chronologisch historische Darstellung der Entwicklung der Kenntnis gefäßabhängiger Erkrankungen des Rückenmarkes wird geeignet sein, die hiefür maßgeblichen Gründe aufzuzeigen.

So weit uns zugänglich, wurde die erste Arbeit über gefäßabhängige Rückenmarksschäden 1879 von A. VULPIAN veröffentlicht. Im „Cours de pathologie experimentale" hat VULPIAN im Abschnitt „Maladies de system nerveux" Rückenmarksläsionen beschrieben, welche er in Zusammenhang mit arteriosklerotischen Veränderungen der Rückenmarksgefäße brachte. 1894 beschrieb dann CAMPBELL Erweichungen des Rückenmarkes bei arteriosklerotischen Gefäßveränderungen. Zwei grundlegende anatomische Arbeiten erschienen 1882 und 1889: „Über die Blutgefäße der menschlichen Rückenmarksoberfläche" von A. ADAMKIEWICZ und „Über die Blutgefäße des menschlichen Rückenmarkes" von KADYI. Diese beiden Arbeiten haben auch heute noch nicht bloß historische Bedeutung, sondern stellen noch immer einen wertvollen Beitrag zur Anatomie der Gefäßversorgung des Rückenmarkes dar.

Ende des 19. und Anfang des 20. Jahrhunderts diskutierte man von klinischer Seite wiederholt gefäßbedingte Rückenmarksschäden. 1884 publizierte Demange eine Rückenmarkssklerose vasculären Ursprungs und Pierre Marie berichtete 1892 über die Gefäßabhängigkeit der kombinierten Sklerose des Rückenmarkes. In diesem Zeitabschnitt erregte insbesondere die Gangstörung des Greisenalters das klinische Interesse und gab zu Publikationen über dieses Thema Anlaß (Lhermitte, J., Fürstner, P. Malaise). Auf Amyotrophien bei spinaler Syphilis machte 1913 Lerouge aufmerksam, wobei bereits 1912 Pierre Marie und Foix von einer „Tephromalacie anterieur" sprachen.

Eine eingehende Diskussion gefäßabhängiger Rückenmarksschäden gibt Schmaus in seiner Monographie der Rückenmarkserkrankungen. Er nimmt darin auch zur Frage der Arteriosklerose der Rückenmarksgefäße Stellung und zeigt, daß es im Rückenmark zu echten ischämischen Erweichungsherden kommen kann.

Der Handbuchbeitrag von Lewandovsky über gefäßabhängige Rückenmarkserkrankungen beweist, daß zu dem damaligen Zeitpunkte das Vorhandensein gefäßabhängiger Rückenmarksschäden bekannt war. So zitiert Lewandovsky u. a. Arbeiten von Wyss und Schlapp sowie Petren, welche sich mit Rückenmarksschäden auseinandersetzen, die im Rahmen von Erkrankungen des Venensystems des Rückenmarkes zustande kamen. Thrombosen und Thrombophlebitiden der Rückenmarksgefäße konnten von diesen Autoren bei gleichzeitig bestehenden entzündlichen Prozessen des Bauchraums beobachtet werden.

Die erstmalige Beschreibung eines Gefäßsyndroms des Rückenmarkes gelang 1904 Preoprashenski. Er konnte den Verschluß der Arteria spinalis anterior in seiner klinischen Symptomatik analysieren und auf die Abhängigkeit der Klinik von der Schädigung eines bestimmten Rückenmarksareals im Anschluß an eine Durchblutungsstörung desselben hinweisen.

Überschaut man den referierten Zeitabschnitt, so waren bereits damals weitgehende Kenntnisse der Gefäßanatomie des Rückenmarkes vorhanden und sowohl klinisch als auch neuropathologisch ein gefäßabhängiger Rückenmarksschaden bekannt. Besonders der Verschluß der Arteria spinalis anterior als morphologisch und klinisch definiertes Gefäßsyndrom ist als wichtigstes Ergebnis der damaligen Forschung zu berichten.

Der nächste Abschnitt, welcher weitere Kenntnisse auf dem Gebiet gefäßbedingter Rückenmarksschäden brachte, fällt in die 20er Jahre des 20. Jahrhunderts.

TESCHLER und KUTTNER, beide Mitarbeiter von MARBURG am Neurologischen Institut der Universität Wien, berichteten über chronische gefäßabhängige Rückenmarksschäden. Erwähnenswert in diesem Zusammenhang ist, daß die von KUTTNER bearbeiteten Fälle, welche sowohl Schädigungen der grauen als auch der weißen Substanz boten, aus der Neurologischen Abteilung des Altersheimes der Stadt Wien-Lainz stammten. Neben diesen Arbeiten erschien eine Publikation von D'ANTONA über vasculäre Schäden des Rückenmarkes. 1923 publizierte MARGARETTEN erneut über das Syndrom der vorderen Spinalarterie.

In den 30er Jahren waren es vor allem amerikanische Autoren, welche sich mit gefäßabhängigen Rückenmarksschäden auseinandersetzten. In erster Linie ist hier die Arbeit von KESCHNER und DAVISON zu erwähnen. Diese Autoren differenzierten erstmalig zwischen Myelitis und Myelopathie und berichteten über arteriosklerotisch und arteriitisch bedingte Myelopathien.

Von experimenteller Seite hat TURREEN die Zirkulationsverhältnisse des Rückenmarkes und ihre Auswirkung bei Drosselung eingehend studiert.

Anatomische Untersuchungen über die Rückenmarksgefäße stellten BOLTON, HERREN und ALEXANDER sowie SUH und ALEXANDER an. Die Ergebnisse dieser Autoren bestätigten im wesentlichen die bereits von ADAMKIEWICZ und KADYI erhobenen Befunde. Darüber hinaus konnten sie aber weitere Erkenntnisse über die Art und Lokalisation der Blutzufuhr des Rückenmarkes gewinnen.

FOIX und ALAJOUANINE beschrieben 1926 ein eigenartiges spinales Bild, welches mit einer zunächst spastischen, später schlaffen Lähmung der Beine einherging und zu schweren Muskelatrophien in den gelähmten Extremitäten führte. Der morphologische Befund ergab cystische Nekrosen im Rückenmark. Den damaligen Anschauungen entsprechend deuteten die Autoren die Gewebsveränderung als entzündlichen Schaden und bezeichneten daher das Krankheitsbild als „Myélite nécrotique subaiguë".

GREENFIELD und TURNER haben 1939 bei dieser Erkrankung den Zusammenhang der Gewebsveränderungen des Rückenmarkes mit Veränderungen der Rückenmarksgefäße erkannt und damit einen wichtigen Beitrag für die Kenntnis der Pathogenese dieses Leidens geleistet.

Somit standen Ende der 30er Jahre im Blickpunkt des Interesses zwei gefäßabhängige Rückenmarksschäden: das Syndrom der vorderen Spinalarterie und, entsprechend der damaligen Bezeichnung, die Myelitis necroticans.

Neben diesen klinisch-morphologischen Arbeiten waren es anatomische Untersuchungen der Rückenmarksgefäße und experimentelle Arbeiten, welche die Forschung in diesem Berichtszeitraum charakterisieren.

Der Zweite Weltkrieg brachte naturgemäß eine gewisse Cäsur in der wissenschaftlichen Arbeit, soferne es sich nicht um Probleme handelte, welche mit kriegsbedingten und militärisch-medizinischen Fragen in Zusammenhang standen. Immerhin konnte 1941 N. ANTONI über Gefäßsyndrome des Rückenmarkes berichten, wobei der eine seiner beiden Fälle offenbar eine angiodysgenetische Myelopathie war. JAFFE und FREEMAN publizierten 1943 ebenfalls über nekrotische und cystische Rückenmarksveränderungen.

Nach dem Kriege war es die relativ gut bekannte nekrotisierende Myelopathie, welche von STOLZE in Zusammenhang mit Anlageanomalien der Rückenmarksvenen gebracht wurde. Die Beiträge von SCHOLZ und Mitarbeitern sowie von BODECHTEL und ERBSLÖH stellten in zunehmendem Maße die nosologische Stellung der früher als Myelitis necroticans bezeichneten Rückenmarksschädigung klar und klassifizierten dieses Krankheitsbild als eine angiodysgenetische nekrotisierende Myelopathie. Neben diesen Erkenntnissen waren es mehr oder minder akut auftretende Querschnittssyndrome im höheren Lebensalter sowie an Systemerkrankungen erinnernde Bilder, welche 1953 GARCIN und GRUNER und 1955 NEUMAYER zu Untersuchungen anregten. ZÜLCH hat die Lehre von Max SCHNEIDER über die „Letzte Wiese" aufgegriffen und damit einen heuristischen Beitrag für das Verständnis gefäßbedingter Gewebsschäden des Rückenmarkes geleistet.

In diesem Zeitraum erfuhren auch in zunehmendem Maße medulläre Läsionen bei extramedullären extraduralen Prozessen dadurch eine Aufklärung, daß die Gefäßversorgung und die Zirkulationsverhältnisse des Rückenmarkes zur Deutung der Pathogenese herangezogen wurden. So konnten HÖÖK und Mitarbeiter sowie WILKINSON auf den Zusammenhang zwischen Discopathie und Rückenmarksschaden hinweisen, wobei bereits 1924 BARRE an Zusammenhänge zwischen extramedullären Prozessen, Gefäßsystem und Rückenmarkszirkulation einerseits, medullärer Symptomatik anderseits dachte. 1954 berichtete dann BARTSCH über spinale Syndrome infolge Zirkulationsstörungen des Rückenmarkes bei Herzkrankheiten.

In den gleichen Zeitraum (1957) fallen auch anatomische Arbeiten über die Rückenmarksgefäße bzw. die Vascularisation des Rückenmarkes durch LAZORTHES und seine Schule.

In monographischer Form haben SARTESCHI und GIANNINI 1960 die Gefäßpathologie des Rückenmarkes unter dem Titel „La patologia vascolare del midollo spinale" dargestellt. 1961 folgten CORBIN und 1964 NUNES VICENTE mit monographischen Abhandlungen über dieses Thema.

Die Aktualität der Gefäßpathologie des Rückenmarkes wird noch durch die Tatsache unterstrichen, daß in den Jahren 1961 bis 1966 dieses Thema wiederholt auf Kongressen abgehandelt wurde.

Die Vorträge bzw. die auf diesen Kongressen gehaltenen Referate erschienen in zahlreichen Publikationen. LAZORTHES, GARCIN, HENNAUX, ZÜLCH, KULENKAMPFF und MATHEIS, STOCHDORPH, BARTSCH, GARCIN und

GRUNER, JELLINGER und NEUMAYER, KALM, WOLF, um nur einige der Autoren zu nennen, haben darin verschiedene Standpunkte und Erkenntnisse mitgeteilt.

Der in diesen Ausführungen zu Tage tretende Kenntnisstand der Gefäßpathologie des Rückenmarkes zeigt, daß neben dem klassischen Syndrom der vorderen Spinalarterie, dem bekannten Bild der angiodysgenetischen Myelopathie, noch eine Reihe von Querschnittsbildern und Systemerkrankungen imitierende Syndrome als vasculär bzw. vasocirculatorisch bedingt aufgefaßt werden müssen. Besonders die Rückenmarksmitbeteiligung bei vertebralen Prozessen hat in ihrer pathogenetischen Bedeutung durch die Berücksichtigung der Kenntnis der Rückenmarksdurchblutung eine Aufklärung erfahren.

Im wesentlichen kann gesagt werden, daß in Europa die französische Neurologenschule mit GARCIN, GRUNER, van GEHUCHTEN und BRUCHER, in Deutschland ZÜLCH, BARTSCH, KALM, STOCHDORPH, SCHOLZ, WECHSLER, WOLF, BODECHTEL und Mitarbeiter sich mit den Problemen der Gefäßpathologie des Rückenmarkes auseinandersetzten. In Österreich haben HETZEL sowie JELLINGER und NEUMAYER ihr Interesse diesen Problemen zugewandt.

Anatomische Arbeiten über die Gefäßversorgung des Rückenmarkes wurden in jüngster Zeit von LAZORTHES und seiner Schule, CORBIN sowie von CLEMENS und v. QUAST publiziert. Diese Arbeiten beschäftigen sich mit der Anatomie der arteriellen und venösen Versorgung bzw. Entblutung des Rückenmarkes. JELLINGER hat vor kurzem in monographischer Form, gestützt auf eigene experimentelle Untersuchungen, weitere wichtige Beiträge zu diesem Thema geliefert.

Die Arbeiten von FEIGIN und Mitarbeiter sowie KEPES zeigen, daß auch in Amerika der Gefäßpathologie des Rückenmarkes erhöhte Bedeutung zukommt [1].

Zusammenfassend darf also gesagt werden, daß die gefäßabhängigen Rückenmarksschäden an sich seit langem bekannt sind. In jüngster Zeit aber haben sich erst durch die Kenntnis moderner Kreislaufforschung und die Möglichkeiten moderner anatomischer und neuropathologischer Untersuchungsmethoden neue Erkenntnisse ergeben. Der Begriff „Myelopathie" als Bezeichnung des geweblichen Substrates klinischer Erscheinungsbilder scheint dabei relativ häufig auf. Die klinische Erfassung ist jedoch über eine eingehende Beschreibung einzelner Symptome noch nicht hinausgekommen. Es wird daher nach dem Gesagten der Versuch einer Gliederung vom

---

[1] Während der Drucklegung erschien von HUGHES und Mitarbeiter aus England eine Arbeit über das gleiche Thema.

klinischen Aspekt her gerechtfertigt sein. Schließlich sei noch die gestellte Frage bezüglich der Diskrepanz zwischen Hirn- und Rückenmarkskreislauf dahingehend beantwortet, daß offenkundig die Kreislaufverhältnisse am Cerebrum in der letzten Zeit größeres Interesse erweckt haben und auch leichter untersuchbar waren, während die Rückenmarksdurchblutung erst in jüngster Zeit zum aktuellen Forschungsthema geworden ist.

II. Die Gefäßversorgung des Rückenmarkes
(Anatomische Vorbemerkungen)

Die Kenntnis der Anatomie der Gefäße des Rückenmarkes ist eine wesentliche Voraussetzung für das Verständnis der Pathogenese der vasculären Myelopathie. Im gegenständlichen Zusammenhang können nur die wichtigsten Gesichtspunkte besprochen werden. Genaue Informationen und Daten siehe in der Monographie von JELLINGER.

Ausgehend von den Arbeiten von ADAMKIEWICZ und KADYI haben später Ross, BOLTON, SUH und ALEXANDER, HERREN und ALEXANDER, CORBIN sowie LAZORTHES Untersuchungen über die Gefäße des Rückenmarkes angestellt. In jüngster Zeit bearbeiteten CLEMENS und v. QUAST neuerlich die Anatomie der Rückenmarksgefäße. Nach diesen Arbeiten erfolgt die Blutversorgung des Rückenmarkes praktisch aus zwei Zuflußgebieten, der Arteria vertebralis und der Aorta, nachdem sich die überwiegende Anzahl der embryonal angelegten Wurzelarterien rückgebildet hat.

LAZORTHES unterscheidet am Rückenmark in vertikaler Richtung drei große arterielle Territorien. Er ist ebenso wie KADYI der Meinung, daß lediglich sechs bis acht Wurzelarterien den Zufluß zum Rückenmark besorgen.

LAZORTHES vertritt den Standpunkt, daß es sich bei dieser Organisation der Blutversorgung um ein „Summationsphänomen" handelt und setzt es in Analogie mit jenem, wie es TANDLER für die arterielle Versorgung des Verdauungstraktes postuliert hat. Die einzelnen Abschnitte des vertikalen Territoriums werden in einen Halsmark-, Brustmark-, und Lendenmarkabschnitt eingeteilt.

Der Halsmarkabschnitt sowie das oberste Brustmark werden von den absteigenden Ästen der A. vertebralis versorgt. Nach BOLTON ist bis C 3 der intracranielle Abschnitt der A. vertebralis für die Blutversorgung des Rückenmarkes verantwortlich. Der vertebrale Anteil der A. vertebralis übernimmt sodann die Blutversorgung bis D 1. Vor allem erhält die A. spinalis posterior ihre Zuflüsse von der A. vertebralis. Die A. spinalis anterior bekommt noch zusätzlich aus den Wurzelarterien C 4 bis C 7 einen Zufluß. Somit ist die Halsanschwellung als relativ gefäßreich zu bezeichnen.

Ebenso gefäßgünstige Verhältnisse finden sich im Lendenabschnitt des Rückenmarkes vor. Hier ist es die A. radicularis magna, welche den Blutstrom von der A. abdominalis an die vordere Spinalarterie bzw. an das Rückenmark heranbringt.

Der dritte Gefäßabschnitt stellt ein ausgesprochen spärlich vascularisiertes Rückenmarksgebiet dar. Er reicht von den Segmenten D 3/4 bis D 7/8. Seine Blutzufuhr erfolgt über nur wenige, dünne intercostale Zuflüsse.

Nach LAZORTHES werden diese drei Versorgungsterritorien des Rückenmarkes als cervico-dorsales oder oberes, intermediäres oder mittleres dorsales und als unteres oder dorso-lumbales Gebiet bezeichnet.

Die Blutversorgung des Rückenmarksquerschnittes erfolgt durch praktisch horizontal von den Längsgefäßen abgehende Äste. Dadurch wird ein horizontales Gefäßterritorium gebildet, welches bei der Besprechung der Blutversorgung des Rückenmarkes ebenfalls zu berücksichtigen ist. Jede eintretende Wurzelarterie teilt sich in einen vorderen und in einen rückwärtigen Ast und bildet die vordere Spinalarterie, welche meist unpaar vorhanden ist und die paarig angelegte A. spinalis posterior. Zusammen mit der A. spinalis anterolateralis und spinalis lateralis jeder Seite wird das Rückenmark von einem dichten Gefäßnetz umgeben. Dieses bildet als sogenannte „Vasocorona" reichliche Querverbindungen zwischen den genannten Längsarterien.

Die an der Vorderseite des Rückenmarkes gelegene A. spinalis anterior stellt das Hauptgefäß für die vertikale Blutversorgung des Rückenmarkes dar. Sie verbindet die einzelnen Abschnitte bzw. Versorgungsterritorien im Sinne einer Arterienkette miteinander. BOLTON glaubt an der vorderen Spinalarterie, besonders im Brust- und Lendenmark Kaliberschwankungen nachweisen zu können, in dem die A. spinalis anterior oberhalb des Eintrittes eines seitlichen Zuflußastes enger, unterhalb eines solchen aber weiter zu sein scheint. Auf die mögliche Bedeutung dieser morphologischen Eigenheit soll noch eingegangen werden.

Das bereits erwähnte horizontale arterielle Gefäßgebiet nimmt seinen Ursprung von der vorderen bzw. rückwärtigen Spinalarterie. Ein kurzer, praktisch rechtwinkelig abgehender Ast wird als A. centralis bezeichnet. Sie tritt in den Sulcus anterior des Rückenmarkes ein und gibt dort die A. sulco-commissuralis ab. Dieses Gefäß dringt in das Rückenmark ein und versorgt den Rückenmarksquerschnitt offenbar in der Weise, daß es sich bald in die rechte, bald in die linke Rückenmarkshälfte einsenkt. Praktisch scheint pro Segment nur eine A. sulco-commissuralis zu existieren, welche das Blut von ventral an das Rückenmark heranzubringen hat. Allerdings wurden von TURNBULL, BREIG und O. HASSLER sowie O. HASSLER in jüngster Zeit diesbezügliche Untersuchungen angestellt, welche die bisher geltenden Anschauungen über das Verhalten der A. sulco-commissuralis widerlegen könnten.

In schematischer Hinsicht stellt die Abbildung von R. T. SCHNEIDER und E. C. CROSBY die Verteilung der horizontalen tiefen und oberflächlichen Äste und Zweige der vorderen und rückwärtigen Spinalarterien dar (Abb. 1).

Es ist ersichtlich, daß von der vorderen Spinalarterie und ihren Verzweigungen einerseits die graue Substanz des Vorderhornes und die Vorderhornbasis versorgt werden, anderseits auch Teile des Vorderseitenstranges und ein großer Anteil des Pyramidenbahntraktes. Es wird also sowohl das Rückenmarksgrau, als auch die weiße Substanz von einer Sulcocommissural-Arterie mit Blut versorgt. Die Ausdehnung dieses Gefäßbezirkes entspricht etwa den vorderen $^2/_3$ des Rückenmarksquerschnittes. Die übrigen Teile des Rückenmarksquerschnittes, insbesondere das Hinterstrang-

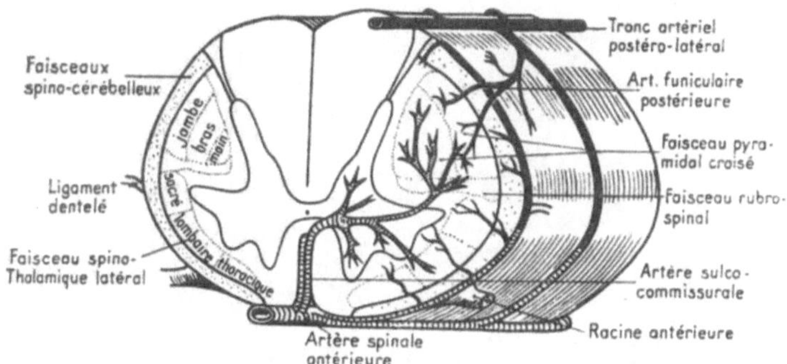

Abb. 1. Segmentale Gefäßversorgung des Rückenmarkes nach R. T. Schneider und E. C. Crosby.

gebiet, erhalten ihre Blutversorgung durch die dorsalen bzw. seitlichen Spinalarterien.

Das Kapillarnetz im Bereiche der grauen Substanz ist dicht angeordnet. Seine Maschen weisen einen unregelmäßigen Bau auf. Im Bereiche der weißen Substanz ist das Kapillarnetz lockerer angeordnet, seine Maschen sind weiter und regelmäßiger gebaut.

Die venöse Entblutung (Drainage) des Rückenmarkes hat eine andere Anordnung als die arteriellen Zuflüsse. So ist nach den Untersuchungen von CLEMENS und v. QUAST sowie von v. QUAST eine abschnittsweise Gliederung der venösen Drainagebezirke etwa in der Weise der arteriellen Territorien nicht vorhanden. Das Venensystem stellt eine geschlossene Kette von der Schädelbasis bis ins Becken dar, wobei auch enge Verbindungen der Rückenmarksvenen mit den Plexus venosi der Wirbelsäule bestehen. Diese Abflußkette Schädelbasis—Becken kann unter Umständen auch zu einem Umgehungskreislauf zwischen Vena cava superior und inferior herangezogen werden. Um jedoch einen Rückfluß des Blutes aus dieser Venenkette in die Venen der Rückenmarksoberfläche zu verhindern, besitzen die Wurzelvenen an ihrer Durchtrittsstelle durch die Dura eine zweizipfelige Klappe (OSWALD).

Die vertikalen Venen tragen nach CLEMENS sowie CLEMENS und v. QUAST folgende Bezeichnungen: Neben Vv. spinal. ant., antero- und dorso-laterales gibt es Vv. fiss. post., welche alle untereinander in reicher Anastomose stehen und so ein dichtes Venennetz um das Rückenmark bilden. An Dichte sowie auch an Kaliber nehmen die venösen Abflüsse nach Ansicht der zitierten Autoren in caudaler Richtung zu.

Bezüglich der Grenzscheide zwischen arteriellem und venösem Schenkel der Strombahn am Rückenmarksquerschnitt illustriert das Schema von SARTESCHI und GIANNINI anschaulich die Verhältnisse. Auf der rechten Bildseite ist der arterielle Zufluß und auf der linken der venöse Abfluß des

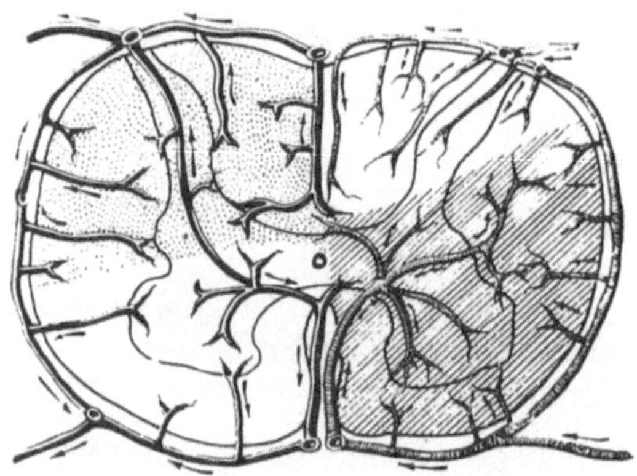

Abb. 2. Schematische Darstellung des arteriellen (rechte Bildseite) und venösen (linke Bildseite) Territoriums des Rückenmarkes und ihrer Grenzzonen nach Sarteschi und Giannini.

Rückenmarkskreislaufes durch Pfeile gekennzeichnet ersichtlich. Das venöse System erscheint demnach nur in den Hauptkanälen analog dem arteriellen Versorgungssystem angeordnet zu sein. Die „Wasserscheide" zwischen vorderem und rückwärtigem Venensystem verläuft nach SARTESCHI und GIANNINI etwa im gleichen Bezirk wie jene des arteriellen Grenzgebietes (Abb. 2).

Hervorzuheben ist, daß sowohl nach HERREN und ALEXANDER wie auch nach CLEMENS und v. QUAST jede Rückenmarkshälfte über eine eigene V. sulcocommissuralis drainiert wird. Sie vereinigt sich später zur V. fissura anterior. Diese gesonderte Entblutung jeder Rückenmarkshälfte dient offenbar einer besseren Regelung des Venendruckes (HERREN und ALEXANDER). Berücksichtigt man die Anschauung von ORTHNER, so scheint die Behinderung des venösen Abflusses in pathologischer Hinsicht bedeutsam zu sein. Die erforderliche Beweglichkeit des Rückenmarkes, welche bis zu einem gewissen Grade der Beweglichkeit der Wirbelsäule angepaßt sein muß, scheint hiebei im Anlageplan berücksichtigt zu sein.

Die Blutströmungsrichtung in den vertikalen Territorien der Rückenmarksgefäße ist noch nicht endgültig abgeklärt. Im Bereiche der A. spinalis anterior soll die Hauptstromrichtung des Blutes nach caudal gerichtet sein. In einzelnen Abschnitten dieses Längsgefäßes — etwa im Brustmark — scheint jedoch der Blutstrom, wenn auch nur für eine kurze Strecke, cranialwärts verlaufen zu können. Für eine solche Annahme könnten die von BOLTON beschriebenen Kaliberschwankungen der A. spinalis anterior ober- bzw. unterhalb des Eintrittes von seitlich zuführenden Ästen sprechen. Für die Ansicht, wonach die Strömungsrichtung des Blutes nicht nur caudal sondern teilweise auch cranialwärts gerichtet sein könnte, haben sich sowohl SUH und ALEXANDER sowie ZÜLCH aber auch LAZORTHES ausgesprochen. Als Stütze dieser Theorie wird vielfach die „Teilströmchentheorie" herangezogen. Insbesondere im Lendenabschnitt dürften sich solche Verhältnisse vorfinden, wie dies MARGOLIS und Mitarbeiter mittels fluoreszenz-optischen Untersuchungen im Bereiche der A. radicularis magna beim Hund gezeigt haben. Das aus der A. radicularis magna kommende Blut strömt caudalwärts. Es gelangt aber auch über die Rami cruciantes in das dorsale Gefäßsystem. Dieses wird seinerseits durch das Umbiegen der A. spinalis anterior an der Spitze des Conus terminalis nach cranialwärts von dem früher descendierenden Blutstrom gespeist.

Die Intensität der Vascularisierung von Hals- und Lendenanschwellung gibt gleichzeitig auch einen Hinweis auf die Sauerstoffbedürftigkeit der genannten Rückenmarksabschnitte.

Wie ZÜLCH zeigen konnte, haben diese anatomischen Gegebenheiten für die Pathogenese vasculärer Rückenmarksschäden eine große Bedeutung. Allerdings ist kritisch zu vermerken, daß das Verhalten der Wurzelarterien hinsichtlich der Höhe ihres Eintrittes und ihrer Anzahl anatomischen Varianten unterworfen ist. Es sei in diesem Zusammenhang auf die Ergebnisse von JELLINGER verwiesen.

Ferner muß bemerkt werden, daß die Untersuchungen über die Blutströmungsrichtung in den vertikalen Gefäßen des Rückenmarkes mittels Injektionsverfahren postmortal an Präparaten durchgeführt wurden. Bei voller Würdigung der experimentellen Schwierigkeiten ist zu betonen, daß die dabei aufgezeigten Verhältnisse über die Situation in vivo nur beschränkte Auskunft geben können. Auch in diesem Zusammenhang muß auf die Untersuchungen von JELLINGER verwiesen werden.

Die Lehre M. SCHNEIDERS von der „Letzten Wiese" hat ZÜLCH sowohl für die vertikalen als auch für die horizontalen Gefäßbezirke des Rückenmarkes zur Erklärung der pathogenetischen Vorgänge von gefäßabhängigen Rückenmarksschäden herangezogen.

Nach den Untersuchungen von JELLINGER kann man diese Ansicht bezüglich der vertikalen Gefäßbezirke des Rückenmarkes nur bedingt verwenden. Für die horizontalen Gefäßabschnitte sind sie jedoch — abgesehen von einigen kleineren Korrektoren — nützlich. ZÜLCH hat bekanntlich unter Zugrundelegung dieser Theorie in einem Areal des Rückenmarksquerschnittes, welches etwa dem ventralen Hinterstrangsfeld entspricht, eine schlechtere Vascularisierung angenommen. Ein weiterer gefäßmäßig vulnerabler Punkt ist die Basis des Hinterhornes an ihrem Übergang zum Vorderhorn.

Diese genannten Stellen liegen in Grenzzonen zwischen den Gefäßabschnitten der vorderen und rückwärtigen Spinalarterie einerseits und der Corona radiata anderseits. Nachdem die Rückenmarksgefäße als funktionelle Endarterien aufzufassen sind, wobei dies besonders für die aus der A. spinalis anterior kommenden Äste gilt, kann unter bestimmten Umständen die Blutversorgung in diesem Bezirk ungenügend werden. Die Folge davon ist eine Erweichung, welche von ZÜLCH in Form der „Centromedullären Nekrose" bzw. des „Erweichungsstiftes" demonstriert werden konnte. Durch diese Anschauung hat die pathogenetische Vorstellung über das Zustandekommen der Hämatomyelie eine besondere Bereicherung erfahren.

In pathophysiologischer Hinsicht wird demnach auf die vertikalen und horizontalen Gefäßabschnitte des Rückenmarkes Bedacht zu nehmen sein. Die vertikale Gliederung der Blutversorgung des Rückenmarkes wird vor allem an den als besonders vulnerabel geltenden „Grenzzonen" der Blutversorgung Störungsmöglichkeiten wirksam werden lassen (ZÜLCH, JELLINGER und NEUMAYER u. a.).

Auch in den horizontalen Gefäßterritorien lassen sich, wie dies besonders ZÜLCH hervorhebt, sowohl innerhalb des Versorgungsbereiches der vorderen Spinalarterie, als auch an den Grenzen der Versorgungsterritorien der vorderen und rückwärtigen Spinalarterie vulnerable Zonen mit Läsionsmöglichkeiten nachweisen.

Ohne in diesem Zusammenhang auf pathophysiologische, pathologische und ätiogenetische Überlegungen einzugehen, kann man ganz allgemein sagen: Die Möglichkeiten einer vasculären Schädigung des Rückenmarkes sind an den speziellen und eigenartigen Bauplan seiner Gefäße gebunden. Es ist dabei denkbar, daß Störungen im Bereiche der vertikalen und horizontalen Gefäßbezirke die Pole eines breiten Spektrums genetischer Möglichkeiten einer vasculären Schädigung des Rückenmarkes darstellen könnten. Wird die vertikale Gliederung mit der Höhenlokalisation der Läsion etwas zu tun haben, so kommt bei der Läsion der grauen und weißen Substanz des Rückenmarkes den horizontalen Territorien eine Rolle zu.

Für die venösen Bezirke und Gefäßabschnitte scheinen diese Überlegungen nur teilweise zutreffend. Das venöse System erscheint nur in den Hauptkanälen analog dem arteriellen Versorgungssystem angeordnet zu sein. Nach den Untersuchungen von CLEMENS und v. QUAST dürften für die venösen Drainagebezirke nicht die gleichen Grenzgebiete wie für die arterielle Blutversorgung des Rückenmarkes im Sinne von ZÜLCH maßgeblich sein. CLEMENS und v. QUAST können lediglich eine anatomisch darstellbare Zunahme der venösen Drainage des Rückenmarkes ab C 8 in caudaler Richtung berichten. Offenbar sind die venösen Drainagebezirke unter eventueller Einbeziehung der Plexus venosi der Wirbelsäule kontinuierlich von cranial nach caudal angeordnet. Die enge Verbindung mit diesen Venenplexus der Wirbelkörper ist besonders hervorzuheben und stellt einen wesentlichen Unterschied gegenüber dem Bauplan des arteriellen Systems dar.

Auch auf die paarige Anlage der V. sulco-commissuralis für die horizontalen Drainagebezirke des Rückenmarkes sei nochmals aufmerksam gemacht. Vor allem bei entzündlichen Prozessen im Bauchraum oder aber bei Erkrankungen der Wirbelsäule scheint dieser Bauplan des Venensystems des Rückenmarkes für pathogenetische Vorgänge bei venös bedingten Rückenmarkserkrankungen eine Rolle zu spielen.

Unter diesen Aspekten gewinnt die Klinik und Morphologie der vasculären Rückenmarksschäden eine definierte Gliederung, indem offenbar Gefäßsyndrome und an bestimmte Gefäßterritorien gebundene Gewebsläsionen zustande kommen können. Gleichzeitig wird die Berücksichtigung der anatomischen Verhältnisse ein besseres Verständnis der genetischen Vorgänge sowie der klinischen Erscheinungsbilder ermöglichen.

III. Die Klinik der vasculären Myelopathie

A. Das klinische Bild der vasculären Myelopathie des höheren Lebensalters

Das repräsentative Krankengut dieser Form einer vasculären Myelopathie macht es verständlich, anhand dieses Bildes, gleichsam an einem Modell, die Klinik eingehend darzustellen und das Wesen dieses Syndroms zu erörtern.

Neurologische Erkrankungen im höheren Lebensalter pflegen häufig im Rahmen von Systemerkrankungen in Erscheinung zu treten. Daneben gibt es noch andere Krankheitsgeschehen am Rückenmark, welche das höhere Lebensalter offenkundig bevorzugen. Für gewöhnlich sind diese Krankheitsgeschehen klinisch durch mehr oder minder charakteristische Erscheinungsformen gekennzeichnet. Ihre Diagnose kann so ohne allzugroße Schwierigkeit gestellt werden.

Zwei Krankheitsbilder sind es vor allem, welche für die vasculäre Myelopathie des höheren Lebensalters in diagnostischer bzw. differential-diagnostischer Hinsicht von besonderer Bedeutung sind: Die myatrophische Lateralsklerose und die sogenannte „Alters-Multiple-Sklerose" oder besser „Spätform der Multiplen Sklerose".

Im folgenden sei das klinische Bild dieser beiden Krankheitsbilder skizzenhaft in Erinnerung gerufen.

Die myatrophische Lateralsklerose, jenes Krankheitsbild, welches etwa zwischen dem 50. und 60. Lebensjahr beginnt und nach kurzem, im Durchschnitt zwei Jahre andauerndem Krankheitsverlauf ad exitum führt, ist durch eine systematische Ausprägung der Symptome gekennzeichnet. Die frühzeitig ausgeprägte Bulbärparalyse mit Zungenatrophie, Zungenfibrillieren und verändert auslösbarem Masseterreflex, die symmetrische Anordnung der Paresen an den Gliedmaßen, die eher abgeschwächten Sehnenreflexe an der oberen, die lebhaften bis gesteigerten Sehnenreflexe an der unteren Extremität, die schweren ausgeprägten Atrophien im Bereiche der distalen Abschnitte der oberen Gliedmaßen sowie das Fasciculieren in fast allen Muskelabschnitten, besonders aber in den von der Atrophie betroffenen Gebieten, charakterisieren klinisch die Läsion des zentralen und peripheren motorischen Neurons.

Die sogenannte „Alters-Multiple-Sklerose" wäre exakter als Spätform der Multiplen Sklerose zu bezeichnen. Dieses Abgehen von einer in der

Klinik an sich gebräuchlichen Bezeichnung hat seinen Grund darin, daß der Alterungsprozeß für die Multiple Sklerose keine Bedeutung hat. Mit diesem Begriff sollte lediglich der wesentlich später als übliche Krankheitsbeginn dargestellt werden.

Diese Spätform der Multiplen Sklerose ist vor allem dadurch gekennzeichnet, daß die Symptomatik eher langsam progredient beginnt, den schubweisen Verlauf kaum oder überhaupt nicht zutage treten läßt und in ihrer klinischen Symptomatik lediglich durch ein Syndrom einer spastischen Paraparese der unteren Extremität mit Blasenstörungen charakterisiert ist. Hirnnervensymptome oder Ausfälle an den oberen Gliedmaßen treten weitgehend zurück, sind entweder diskret vorhanden — beispielsweise eine temporale Abblaßung der Papille — oder aber lassen sich klinisch überhaupt nicht erfassen.

Unter diesen, das höhere Lebensalter bevorzugenden Krankheitsbildern finden sich jedoch eine Reihe von klinischen Syndromen, deren Zuordnung zu einem der geschilderten Krankheitsgeschehen oder etwa zu einem Rückenmarkstumor nicht gelingt. Es handelt sich um Patienten, bei denen es im 6. Dezennium, zwischen dem 60. und 65. Lebensjahr, gelegentlich schon etwas früher, zur Ausprägung eines motorischen Defektsyndroms kommt. Meist an den Beinen beginnend klagen die Kranken über ein Schweregefühl, rasche Ermüdbarkeit und motorische Schwäche. Das Gehen wird allmählich schlechter. Die Entwicklung dieser Störungen geht so langsam vor sich, daß die Patienten als Ursache ihrer Beschwerden banale Gründe anführen, beispielsweise schlechtes Schuhwerk oder bloße Ungeschicklichkeit.

Relativ bald, nach wenigen Monaten, treten dann im Bereiche der Hände, besonders im Thenargebiet Muskelatrophien auf. Auch diese bilden sich langsam und sehr diskret aus, so daß der Patient in diesem Falle den Ernst der Situation nicht erkennt. Schließlich treten an der oberen Extremität Lähmungserscheinungen auf. Erst jetzt sind die Ausfälle so hinderlich, daß der Patient den Arzt aufsucht.

Das Zusammentreffen von Muskelatrophien an den oberen Extremitäten und Lähmungserscheinungen an der unteren und/oder oberen Extremität lassen bei einmaliger klinischer Untersuchung, etwa in der Sprechstunde, in erster Linie an eine degenerative Erkrankung im Sinne einer myatrophischen Lateralsklerose denken.

Das voll ausgeprägte Krankheitsbild, welches oft erst nach jahrelangem Krankheitsverlauf vorliegt, zeigt Paresen sowohl an der oberen als auch unteren Extremität und vorwiegend im Bereiche der kleinen Handmuskeln Atrophien. Auffällig ist, daß es nur selten zum Auftreten von Fasciculieren in den atrophischen Muskelpartien kommt.

Die Lähmungen der Extremitäten können sowohl schlaff als auch spastisch sein. Häufiger finden sich spastische Paraparesen an der unteren Extremität. Nicht so selten können sie aber auch schlaffen Charakter haben.

Die Eigenreflexe an den Extremitäten sind gestört. Sie können sowohl gesteigert, als auch abgeschwächt oder fehlend sein und gehen nicht immer mit der vorhandenen Änderung des Muskeltonus konform.

Kommt es dann noch zur Ausprägung bulbärparalytischer Erscheinungen, so ist für den ersten Blick das klinische Bild einer myatrophischen Lateralsklerose naheliegend.

Untersucht man jedoch eingehender, hat man die Möglichkeit den Patienten stationär über längere Zeit zu beobachten, so kann man eine Reihe von Symptomen finden, welche nicht zu dem gewohnten Bild einer Systemerkrankung im Sinne einer myatrophischen Lateralsklerose gehören.

Zunächst fällt die scheinbare Regellosigkeit der Störung der Eigenreflexe und ihre Inkongruenz mit den Tonusveränderungen auf. Das Zusammentreffen eines gesteigerten Muskeltonus mit abgeschwächt auslösbaren Eigenreflexen oder aber die Steigerung der Sehnenreflexe bei normalem Muskeltonus ist ein charakteristisches Vorkommnis. Eine weitere scheinbare Regellosigkeit besteht auch darin, daß beispielsweise der Tonus bald an der oberen, bald an der unteren Extremität spastisch oder schlaff sein kann. Diese Tonusanomalie verhält sich von Fall zu Fall verschieden und läßt keine Systematik erkennen.

Häufig treten auch pathologische Reflexe an den unteren Extremitäten im Sinne des BABINSKISCHEN Großzehenphänomens auf. Das seltene Vorkommen eines Babinski bei der echten myatrophischen Lateralsklerose hat BING erwähnt. Auch NEUMAYER machte auf diese Eigenart wiederholt aufmerksam.

Als dritter Punkt der vom klassischen Bild der myatrophischen Lateralsklerose abweichenden Symptomatik, sind die eigenartigen bulbärparalytischen Erscheinungen anzuführen. Das klassische Symptom der echten Bulbärparalyse ist der fehlende Masseterreflex. Bei den Fällen der Myelopathie kann der Masseterreflex sowohl gesteigert, abgeschwächt als auch fehlend sein. Daneben finden sich die Zeichen der Zungenatrophie, des Fibrillierens, der Zungenlähmung und der nasalen, bis zur Unverständlichkeit verwaschenen Sprache. Auch Schluckstörungen sind vorhanden. Alle diese genannten Symptome einer Bulbärparalyse treten aber relativ spät auf und sind selten komplett vorhanden. Vielmehr treten einzelne Symptome aus dem Gesamtkomplex „Bulbärparalyse" hervor, so daß sich daraus ein eigenartiges, unvollkommenes bulbär-paralytisches Syndrom ergibt. Schließlich ist auch im Falle einer Myelopathie die wesentlich geringere Progredienz im Gegensatz zu dem foudroyanten Verlauf bei der myatrophischen Lateralsklerose hervorzuheben.

Neben dieser charakteristischen klinischen Symptomatik ist es vor allem die Krankheitsdauer, welche in die bekannten Verläufe degenerativer Erkrankungen nicht einzuordnen ist. Eine Krankheitsdauer von zehn und mehr Jahren konnte bei der Myelopathie beobachtet werden. Im Durchschnitt ergaben sich Werte von 5—6 Jahren Krankheitsdauer.

Die Todesursache der Myelopathie unterscheidet dieses Krankheitsbild ebenfalls von einer Systemerkrankung. Nur in einigen wenigen Fällen war die Bulbärparalyse die unmittelbare Todesursache. In der überwiegenden Zahl dieser Fälle verstarben die Kranken infolge Versagen bzw. Erkrankung des Herz-Kreislaufsystems.

Neben dieser Erscheinungsform, welche eine Systemerkrankung im Sinne einer myatrophischen Lateralsklerose imitiert, lassen sich in geringerer Zahl subakut auftretende oder gelegentlich auch mehr chronisch verlaufende Querschnittsbilder beobachten. Hervorzuheben bei diesen Querschnittssyndromen ist die nur flüchtige und oft schwer nachweisbare Sensibilitätsstörung.

Wegen des relativ raschen Einsetzens der neurologischen Symptomatik werden diese Bilder offenbar häufiger an Kliniken beobachtet. So hat JELLINGER an der Universitäts-Nervenklinik in Wien mehrere solche Patienten gesehen und sie nach pathologisch-anatomischer Untersuchung in einer gemeinsamen Publikation prinzipiell der vasculären Myelopathie des höheren Lebensalters zugeordnet.

Nicht so selten wie diese Querschnittsbilder kamen jedoch Fälle zur Beobachtung, welche eine spastische Paraparese der Beine aufwiesen. Neben der Lähmung der Extremitäten können Blasenstörungen auftreten. Objektivierbare Sensibilitätsstörungen sind diesem Syndrom nicht eigen. Die Paraparese der Beine ist spastisch. Die Ausprägung der Spastizität ist jedoch nicht so intensiv, wie beispielsweise bei der gleichen Symptomatik im Rahmen einer Multiplen Sklerose oder eines Rückenmarkstumors. Auch kommen so exzessive Beugespasmen und Kontrakturen wie bei Multipler Sklerose oder einem inoperablen Rückenmarkstumor nicht zur Beobachtung. Die Sehnenreflexe sind gesteigert. Pathologische Reflexe im Sinne eines Babinskischen Zeichens vorhanden.

Der Krankheitsverlauf dieser Fälle ist ebenfalls langsam progredient und führt insbesondere wegen des Auftretens von Blasenstörungen häufig zu differentialdiagnostischen Schwierigkeiten mit der sogenannten „Spätform der Multiplen Sklerose".

Das Syndrom entspricht im wesentlichen dem, was als spastische Spinalparalyse bezeichnet wird. Eine Heredität läßt sich aber nicht nachweisen.

Die Beschreibung der klinischen Bilder zeigt, daß die Symptomatologie weder dem charakteristischen Erscheinungsbild eines „Verschlußsyndroms" eines Rückenmarksgefäßes zuzuordnen ist, noch einer echten Systemerkrankung. Die klinische Untersuchung gestattet die Annahme, daß eine Schädigung der grauen aber auch der weißen Substanz vorliegt. Das Fehlen einer segmentalen Begrenzung der Symptomatik oder einer funiculären Symptomatologie weist auf eine diffuse Schädigung des Rückenmarkes hin. Man wird daher klinisch am ehesten eine vasculäre Ursache in Betracht zu ziehen haben.

In den folgenden Ausführungen wird eine detaillierte Schilderung des Syndroms geboten. Die diagnostischen Kriterien werden exakt herausgestellt und ziffernmäßig belegt. Die Differentialdiagnose wird eingehend erörtert und anhand des eingangs erwähnten Krankengutes besprochen. Schließlich werden statistische Untersuchungsmethoden angewandt, um die klinischen Beobachtungen und Schlußfolgerungen auf eine etwaige Signifikanz hin zu prüfen und abzusichern.

B. Die Symptomatologie

a) *Subjektive Angaben:* Die anamnestisch erhebbaren Beschwerden der Patienten zeichnen sich durch Angabe von Gangstörungen, öfter auch Schmerzsensationen, bald in den oberen, bald in den unteren Extremitäten aus. Gelegentlich werden Parästhesien erwähnt. In wenigen Fällen können schon bei Beginn Schluckstörungen geklagt werden.

Daraus ergibt sich, daß eine Anamnese mit charakteristischen Beschwerden nicht vorliegt. Die Angaben sind recht wechselnd und zunächst nicht richtungweisend. In der Familienvorgeschichte zeigt sich immer wieder, daß bei diesen Patienten Angehörige an Erkrankungen des Herz-Kreislaufsystems oder auch an apoplektischen Insulten gelitten hatten bzw. verstorben waren.

b) *Objektiver Befund:* Die klinisch erhebbaren Symptome sind ihrer Häufigkeit nach folgendermaßen zu charakterisieren:

1. Paresen

Bei der Durchsicht der Krankengeschichten zeigt sich, daß das Krankheitsbild in über 60% mit Lähmungserscheinungen beginnt. In über 50% der Fälle treten dabei die Initial-Paresen an den unteren Extremitäten auf.

Im weiteren Verlauf entwickeln sich dann verschiedene Verteilungsmuster der Lähmungen.

In 58% der Fälle entsprach das Verteilungsmuster einer Quadruparese, 32% wiesen eine Paraparese der Beine auf und 4 Fälle boten eine Mono- und 2 eine Tripelparese.

Prinzipiell sind diese Befunde mit den Ergebnissen von GARCIN und Mitarbeitern in Übereinstimmung, wonach die vasculäre Rückenmarksschädigung — zumindest in motorischer Hinsicht — das Problem der Quadru- bzw. Paraplegie darstellt.

Die Intensität der Lähmung, ob eine Parese oder Plegie vorliegt, läßt sich mit dem Verteilungsmuster nicht korrelieren. Dies hängt offensichtlich von der Dauer des Krankheitsgeschehens und der Intensität der Gewebsveränderungen ab. Ferner ist die genannte motorische Symptomatik in verschiedener Weise noch mit anderen neurologischen Ausfällen vergesellschaftet, was sich in der Gruppierung von Syndromen zeigen wird.

2. Reflexstörungen

Die Eigenreflexe zeigen ein eindeutiges Prävalieren gesteigerter Auslösbarkeit. Dieser Befund fügt sich zwanglos in das vorherrschende Verteilungsmuster der Lähmungserscheinungen ein. Obere und untere Extremität sind in gleicher Weise von dieser Reflexanomalie betroffen.

Fehlende Reflexe wurden an der unteren Extremität in sieben Fällen beobachtet. Abgeschwächt waren die Sehnenreflexe an der unteren Extremität in 13 Fällen, an der oberen Extremität in elf Fällen. Sieben Fälle wiesen an der oberen Extremität normal auslösbare Sehnenreflexe auf, wogegen in keinem einzigen Fall die Patellar- und Achillessehnenreflexe normal auslösbar waren.

Pathologische Reflexe im Sinne eines Babinskischen Großzehen-Phänomens fanden sich in 30% unserer Patienten.

Es zeigt sich also, daß Reflexanomalien an der unteren Extremität entsprechend den häufigeren motorischen Ausfällen an den Beinen, in einem wesentlich höheren Prozentsatz als an der oberen Extremität auftreten. Das Verteilungsmuster der Reflexstörung ist jedoch unsystematisch, indem sowohl obere wie untere Extremität gesteigerte Sehnenreflexe, aber auch eine Kombination von A- und Hyporeflexie mit gesteigerten Sehnenreflexen aufweisen können.

3. Der Muskeltonus

In rund 50% unserer Fälle findet sich sowohl an der oberen wie an der unteren Extremität eine spastische Tonuserhöhung. Ein schlaffer Muskeltonus konnte in 15 Fällen an der oberen und in 13 Fällen an der unteren Extremität erhoben werden.

Stellt man die normalen Tonusverhältnisse an den Gliedmaßen pathologisch veränderten Tonusbefunden gegenüber, so lassen sich — unabhängig von der Art der Tonusveränderung — in über 70% der Fälle Tonusanomalien an der oberen und unteren Extremität feststellen. Die spastische Tonussteigerung überwiegt dabei.

Damit spiegeln die Tonusverhältnisse ein ähnliches Verhalten wie die Reflexanomalien wieder: eine scheinbar unsystematische Anordnung der Tonusveränderungen hinsichtlich Spastizität und Hypotonie.

4. Muskelatrophie

Ein charakteristisches Krankheitssymptom der vasculären Myelopathie ist die Muskelatrophie. In 65% der Fälle kommt es zum Auftreten der Atrophien an den kleinen Handmuskeln, wobei der Thenar, Hypothenar und die Musculi interossei betroffen sind. In zehn Fällen war die Schultermuskulatur und in vier Fällen die Muskulatur des Unterarmes betroffen. Insgesamt konnten 55 mal Atrophien im Bereiche der Muskulatur der oberen Gliedmaßen beobachtet werden. Eine Muskelatrophie an den unteren Gliedmaßen gelangte lediglich sechsmal zur Beobachtung.

Die Erstellung einer Rangordnung der Häufigkeit der Muskelatrophie zeigt, daß an erster Stelle die kleinen Handmuskeln, dann die Schultermuskulatur und schließlich die Unterarmmuskulatur von der Atrophie befallen werden. An den unteren Extremitäten ist die Atrophie in etwa gleichem Maße im Bereiche der Bein- und Fußmuskulatur vorhanden.

Der „Sprung" von der Hand auf die Schulter, welcher sich bei dieser Gruppierung ergibt, erinnert in gewisser Hinsicht an das von Pötzl hervorgehobene Verhalten bei der spinalen Muskelatrophie nach Duchenne-Aran. Es läßt sich in der gezeigten Weise nur bei der oberen Extremität eine gewisse Gesetzmäßigkeit des Verteilungsmusters der Muskelatrophie beobachten. Das gleichzeitige Auftreten einer Muskelatrophie an der oberen und unteren Extremität zeigt offenbar keine Systematik.

5. Vorderhornzeichen

Als klinisch relevantes Zeichen einer Läsion der Nervenzellen des Vorderhornes gilt das Fasciculieren der dem entsprechenden Segment zugeordneten Muskulatur. Bei neun Patienten konnte im Bereiche der oberen Extremität ein solches Muskelfasciculieren festgestellt werden. Entsprechend der Lokalisation der Muskelatrophie trat dieses Phänomen an den oberen Gliedmaßen auf.

In zehn Fällen konnte auch eine elektromyographische Untersuchung durchgeführt werden, wobei einen Teil der Befunde Herr Dozent Pateisky erhob. Das Elektromyogramm dieser zehn Fälle sprach ebenfalls für eine Vorderhornläsion, gleichgültig ob klinisch ein Fasciculieren objektivierbar war oder nicht.

Setzt man die Krankheitsdauer mit dem Auftreten des Fasciculierens in Beziehung, so zeigt sich, daß das Fasciculieren bei einer Krankheitsdauer von zwei Monaten aufgetreten war, zumindest bei Krankheitsbeginn jener Fälle, welche eine Krankheitsdauer bis höchstens 28 Monate aufgewiesen hatten.

Es scheint daher dieser Befund folgende Interpretation zuzulassen: Intensität und Akuität des Krankheitsgeschehens im Bereiche der Vorderhornzelle stehen in Beziehung mit der Symptomatik des Fasciculierens. Es bestätigt sich offenkundig auch hier die klinische Erfahrungstatsache, daß das Fasciculieren ein Zeichen einer progressiven Schädigung der Vorderhornzelle ist.

6. Bulbäre Symptome

Zeichen einer Bulbärparalyse konnten bei 20 Kranken beobachtet werden. Als Initialsymptom ist eine bulbäre Symptomatik allerdings äußerst selten. Lediglich bei zwei Kranken bestand am Beginn der Krankheit eine isolierte Schluckstörung. In einem weiteren Fall fand sich eine bulbäre Symptomatik im Sinne einer Schluckstörung in Kombination mit einer Parese der unteren Extremität. In 12 von 20 Fällen war gleichzeitig die Bulbärparalyse auch das zum Tode führende Ereignis. Offenkundig stellt die Bulbärparalyse, wie noch zu zeigen sein wird, nicht die übliche Todesart der vasculären Myelopathie dar.

Die Teilsymptomatik des bulbärparalytischen Syndroms ergibt Sprach- und Schluckstörungen, sowie eine Zungenparese mit Atrophie der Zunge. Alle drei Symptome waren in etwa gleichem Maße bei 20 Fällen vorhanden. Ein eigenartiges Verhalten zeigte der Masseterreflex. Es konnte sowohl eine Steigerung als auch eine Abschwächung des Reflexes erhoben werden, wobei man allerdings den Eindruck hatte, daß ein gesteigerter Masseterreflex eher im Beginn der bulbären Symptomatik aufzutreten pflegte. Dieser Befund läßt die Verwertbarkeit des Masseterreflexes als differentialdiagnostisches Kriterium Bulbärparalyse-Pseudobulbärparalyse in einem neuen Licht erscheinen.

Vergleicht man die Anzahl der Fälle, welche bulbärparalytische Symptome boten mit jener, welche an der Bulbärparalyse verstarben, so ergibt sich eine Verhältnisrate von 20 : 12. Diese Verhältniszahl wirft auf die Stellung der Bulbärparalyse als Todesursache ebenfalls ein bezeichnendes Licht. Die differentialdiagnostische Bedeutung dieser Fakten wird später noch erörtert werden.

7. Sensibilitätsstörungen

Sensibilitätsstörungen konnten in wesentlich geringerer Anzahl als motorische Ausfälle beobachtet werden. Lediglich ein Drittel der Fälle zeigte Sensibilitätsstörungen in verschiedenster Form.

Vier Patienten boten eine Störung der Tiefensensibilität, bei zwei Patienten stand eine Ataxie im Vordergrund, so daß klinisch ein pseudotabisches Bild vorlag. 17 Kranke wiesen eine unvollständige sensible Querschnittssymptomatik auf, welche sich aus strumpf- oder sockenförmig begrenzten Störungen der Oberflächensensibilität entwickelten.

BARTSCH konnte allerdings sensible Querschnittssyndrome im höheren Lebensalter in einer relativ großen Anzahl seiner Fälle beobachten. Ferner hat vor allem die angiodysgenetische Myelopathie fast regelmäßig Sensibilitätsstörungen.

Bei den eigenen Fällen überwog die isolierte motorische Störung. Die Kombination einer Sensibilitätsstörung mit einer Quadruparese war in unseren Fällen, wenn auch selten, ebenfalls vorhanden.

Die klinisch zu beobachtenden Ausfälle ergeben zusammengestellt folgendes Symptomenbild:

1. Paresen
2. Reflexstörungen
3. Tonusanomalien
4. Muskelatrophien
5. Vorderhornzeichen
6. Bulbäre Symptome
7. Sensibilitätsstörungen.

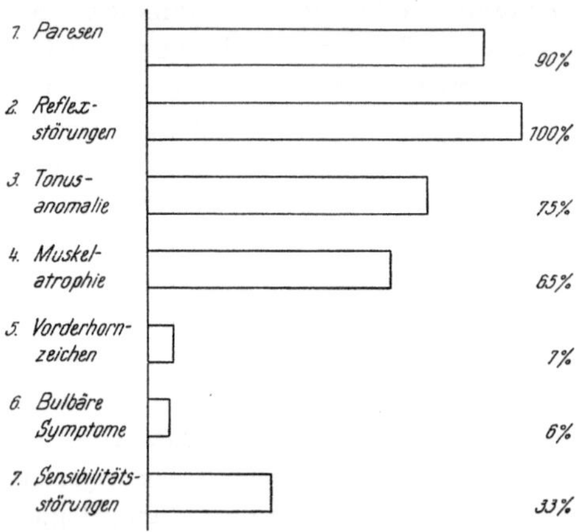

Abb. 3. Schematische Darstellung der Symptome der vasculärcn Myelopathie des höheren Lebensalters.

Dieses Symptomenmosaik mit dem Auftreten von Para- und Quadruparesen, einer scheinbar asystematischen Störung der Auslösbarkeit der Eigenreflexe bei gleichzeitigem Vorhandensein von Pyramidenbahnsymptomen, die Zeichen einer neurogenen Muskelatrophie infolge Schädigung der Vorderhornzellen gibt schon bei oberflächlicher Betrachtung Hinweise auf die zu erwartenden Syndrome. Das Hinzutreten von bulbären Symptomen und Sensibilitätsstörungen in verschiedener Kombination vervollständigen das klinische Erscheinungsbild (Abb. 3).

Daraus ergeben sich folgende Syndrome.

C. Syndrome

Im wesentlichen können drei Syndrome als charakteristisch hervorgehoben werden.

1. Das Syndrom der nucleären Amyotrophie

Dieses, eine Systemerkrankung imitierende Syndrom, kommt am häufigsten zur Beobachtung. Schon KUTTNER und TESCHLER beschreiben ähnliche Bilder. Ferner bot der Fall von GARCIN und GRUNER klinisch das Syndrom einer nucleären Amyotrophie. Ebenso ließ der Fall von Van GEHUCHTEN und BRUCHER (1963) eine identische Symptomatik erkennen.

Die vier Fälle von NEUMAYER (1955), aber auch die überwiegende Zahl jener Fälle, welche gemeinsam mit JELLINGER veröffentlicht wurden, sowie die von JELLINGER allein publizierten Fälle, boten dieses Syndrom am häufigsten. Bei einer statistischen Berechnung ergibt sich ein Prozentsatz von rund 70% oder zwei Drittel der Fälle.

Eigene Beobachtungen wie Schrifttum zeigen also, daß dieses Syndrom im Rahmen der vasculären Myelopathie des höheren Lebensalters offenkundig bevorzugt wird.

Der Beginn dieses Syndroms bzw. seine Entwicklung ist überwiegend von den Beinen ascendierend. In über 50% der Fälle konnten die ersten Krankheitszeichen im Sinne von Lähmungserscheinungen der unteren Extremitäten registriert werden.

Von den Beinen steigt die Symptomatik dann auf und ergreift die obere Extremität. Hier entwickeln sich ebenfalls Paresen und eine Atrophie der kleinen Handmuskeln. Die Lähmungen können sowohl an der oberen wie an der unteren Extremität als spastisch imponieren, doch sind in einer Reihe von Fällen in späteren Stadien die anfänglich spastischen Lähmungen schlaff geworden.

Gleichzeitig mit der Spastizität und der Quadruparese kommt es zum Auftreten der Atrophie der kleinen Handmuskeln.

Pathologische Reflexe im Sinne eines Babinskischen Großzehenphänomens traten in rund 30% der Fälle auf.

Die Kombination mit einer Bulbärparalyse ist diesem Syndrom eigen. Bei 20 Fällen mit Bulbärparalyse war diese im Rahmen des Syndroms der nucleären Amyotrophie aufgetreten.

2. Das Syndrom der spastischen Spinalparalyse

Wesentlich seltener kamen jene Fälle zur Beobachtung, welche das Syndrom der spastischen Spinalparalyse boten. Wohl war diese Symptomatik ursprünglich der Ausgangspunkt der klinischen Arbeiten über vasculär bedingte Rückenmarksschäden, doch hat der „Greisengang" offenkundig auch andere ursächliche Momente. Im eigenen Material konnte diese Symptomatik in reiner Ausprägung in knapp 9% der Fälle registriert werden. Nicht so selten litten diese Patienten an einem arteriellen Hochdruck.

Spastische Paraparesen werden im Rahmen anderer Gefäßsyndrome des Rückenmarkes relativ häufig beschrieben. Es handelt sich aber bei diesen Fällen meist um Kranke, welche einen akuten Beginn ihres Leidens aufwiesen und zum Zeitpunkte des Erkrankungsbeginnes im mittleren Lebensalter standen (GARCIN und Mitarbeiter). Sensibilitätsstörungen sind in dieser Gruppe nicht obligat. Der Krankheitsverlauf ist ebenso wie in der ersten Gruppe meist langsam progredient. Gelegentlich kann es auch zu schubartigen Verschlechterungen kommen.

3. Das inkomplette Querschnittssyndrom

Während das Syndrom eines inkompletten motorischen und sensiblen Querschnittes im eigenen Beobachtungsgut die geringste Häufigkeit hat, findet sich in der Literatur gerade diese Symptomatik immer wieder im Rahmen von vasculären Rückenmarksschäden, welche ebenfalls einer vasculären Myelopathie zuzurechnen sind.

BARTSCH konnte zunächst bei jugendlichen, herzkranken Patienten rein sensible Querschnitte beobachten. Später berichtete er auch bei älteren Kranken über solche Symptome.

Zwei eigene Fälle boten eine solche sensible Symptomatik. Sie hatten eine Myelopathie im Rahmen einer Erkrankung des Venensystems des Rückenmarkes.

Bei zwei weiteren eigenen Fällen stand eine Störung der Tiefensensibilität im Sinne einer Ataxie im Vordergrund, so daß diese Kranken klinisch ein pseudotabisches Bild boten.

Die Sensibilitätsstörungen sind, wie besonders BARTSCH hervorhebt, in ihrer Intensität sehr schwankend und oft flüchtiger Natur. So bildete sich die bei jugendlichen Kranken mit angeborenen Herzfehlern von BARTSCH beobachtete Querschnittssymptomatik nach operativer Beseitigung des Herzfehlers zurück.

GARCIN, GODLEWSKI und RONDOT haben ebenso wie MADOW und ALPERS konstante, jedoch inkomplette sensible und motorische Querschnittsbilder im Rahmen von Osteochondrosen der Wirbelsäule und bei einem Herzinfarkt beobachten können. Die teilweise morphologische Objektivierung der klinischen Symptomatik zeigte, daß dieselbe auf einer vasculär bedingten Rückenmarksschädigung im Sinne einer Myelopathie beruhte.

Wenn auch BARTSCH über eine solche Symptomatik bei Kranken im höheren Lebensalter berichtet, so sind bei den Fällen der vasculären Myelopathie des höheren Lebensalters Sensibilitätsstörungen offenkundig selten. Im eigenen Material (JELLINGER und NEUMAYER) war eine sensible Symptomatik lediglich in 18% der Fälle vorhanden, wobei betont werden muß, daß es sich dabei vorwiegend um Fälle gehandelt hatte, welche JELLINGER an der Universitäts-Nervenklinik beobachtet hatte.

D. Krankheitsbeginn und Verlaufsformen

Für die Charakterisierung des klinischen Bildes der vasculären Myelopathie stellt der Beginn und der Verlauf ein besonders wichtiges Kriterium dar.

Der Krankheitsbeginn der Fälle liegt im 7. Dezennium mit einem arithmetischen Mittel von 63.9 Jahren. Eine statistische Aufschlüsselung der

Fälle zeigt an Hand einer Verteilungskurve, daß die Frequenz aber auch die Prozentzahlen jenseits des 60. Lebensjahres deutlich zunehmen. Es ergibt sich dabei ein Prozentsatz von knapp 60%.

Der Krankheitsverlauf ist langsam progredient, wobei diese Verlaufsform in 90% der Fälle zu finden ist. Dieses Ergebnis steht in Übereinstimmung mit den Beobachtungen von KUTTNER und TESCHLER, GARCIN und GRUNER, GARCIN und Mitarbeiter, Van GEHUCHTEN und BRUCHER, sowie SKINHOJ. Die Krankheitsdauer der Fälle beträgt im arithmetischen Mittel 60.2 Monate, wobei Krankheitsverläufe bis zu zehn Jahren und mehr zur Beobachtung kommen (NEUMAYER, JELLINGER und NEUMAYER, JELLINGER).

Es scheint also dieser Krankheitsverlauf besonders charakteristisch für jene Form der vasculären Myelopathie zu sein, welche unter Berücksichtigung des Erkrankungsalters als vasculäre Myelopathie des höheren Lebensalters herausgestellt wurde (NEUMAYER, JELLINGER und NEUMAYER).

Bedingt durch die langsame Progression und Chronizität des Prozesses bildet sich allmählich eine Quadruplegie mit ausgeprägter Atrophie zunächst der kleinen Handmuskeln, später auch der Schultermuskulatur und gelegentlich der Beinmuskulatur aus. Kommt es schließlich, wie bei den erwähnten 20 Fällen unseres Krankengutes, zu bulbärparalytischen Symptomen, dann ist die Imitation einer Systemerkrankung im Sinne einer myatrophischen Lateralsklerose bzw. nucleären Myatrophie perfekt. Bei der bulbären Symptomatik ist, falls diese wie im Falle von Van GEHUCHTEN und BRUCHER zunächst am Beginn der Erkrankung isoliert auftritt, die Imitation eines myasthenischen Geschehens möglich.

Der weitere Verlauf gestaltet sich so, daß die Kreislaufverhältnisse der Patienten sich verschlechtern und ein Versagen des Kreislaufes als Todesursache eine wesentliche Rolle spielt. 60% der Patienten wiesen ein Versagen des Herz-Kreislaufsystems als Todesursache auf. Kompliziert kann ein solches Geschehen durch eine interkurrente Pneumonie werden, welche bei den in den Endstadien bettlägerig gewordenen, alten Patienten ein nicht so seltenes Ereignis darstellt.

Dort, wo bulbärparalytische Syndrome vorhanden waren, war die Schluckstörung oft für die Pneumonie disponierend. Eine echte bulbäre Todesursache im Sinn von Atemlähmung oder zentralem Kreislaufversagen konnte jedoch nur bei zwölf Kranken beobachtet werden. Bei Berücksichtigung der Tatsache, daß die bulbäre Symptomatik als Initialsymptom selten ist, kann man daher die Bulbärparalyse im Rahmen der vasculären Myelopathie unter Mitberücksichtigung jener Fälle, welche daran verstarben, nur als fakultativ bezeichnen.

Unabhängig von dem oben beschriebenen Syndrom gilt der chronische Verlauf sowie das Erkrankungsalter im allgemeinen auch, für die anderen Fälle.

Eine gewisse Ausnahme jedoch machen die Querschnittssyndrome, bei welchen JELLINGER unter anderem einen akuten Beginn und relativ kurzen Verlauf beobachten konnte. So konnte JELLINGER bei akuten Querschnittssyndromen eine Überlebenszeit von einem Tag bis sieben Monate feststellen.

Häufig werden solche Fälle klinisch als „apoplexia spinalis" eingewiesen. Bei einem eigenen Fall war der Verlauf besonders dadurch charakterisiert, daß er wohl im wesentlichen progredient war, daß jedoch das Verlaufmuster nicht chronisch sondern schubweise zu bezeichnen war.

Es können somit im wesentlichen drei Verlaufsformen als charakteristisch herausgestellt werden:

1. die chronisch-progrediente Verlaufsform
2. die apoplektiforme Verlaufsform
3. die schubweise progrediente Verlaufsform.

Die Reihenfolge der Verlaufsformen wurde ihrer Häufigkeit nach gewählt. Eine bestimmte Beziehung zwischen Syndrom und Verlaufsform besteht insoferne, als das Syndrom der nucleären Amyotrophie mit der chronischen Verlaufsform korreliert erscheint. Bei den Querschnittssyndromen sind apoplektiforme Verläufe häufiger anzutreffen.

E. Andere Formen der vasculären Myelopathie

Unter den Krankheitsbildern einer vasculären Myelopathie lassen sich noch andere Formen hervorheben. Teilweise sind sie bereits klinisch als wohlumschriebenes Bild bekannt, teilweise bieten sie nur eine mehr oder minder charakteristische Symptomatik.

Obwohl das eigene Krankengut über solche Fälle nur in geringer Anzahl verfügt, sollen vollständigkeitshalber auch diese Bilder kurz besprochen werden.

1. Die angiodysgenetische nekrotisierende Myelopathie

Dieses von FOIX und ALAJOUANINE erstmalig beschriebene Krankheitsbild wurde von den genannten Autoren in klinischer Hinsicht an zwei Fällen präzise beschrieben. Es handelt sich dabei um ein Ende des 5. Dezenniums auftretendes Geschehen, welches nach oft jahrelangen Prodromen mehr oder minder akut zu einer Querschnittssymptomatik führt. Die Lähmung der Beine ist zunächst spastisch, später schlaff und es kommt zu deutlichen Muskelatrophien. Die Sensibilitätsstörung kann zunächst dissoziiert sein (GREENFIELD und TURNER), später jedoch ist oft eine Sensibilitätsstörung für alle Qualitäten in querschnittsmäßiger Anordnung vorhanden.

Die Initialsymptome bestehen vielfach in unklaren Schmerzzuständen, welche als neuralgisch oder radiculär bei Spondylose aufgefaßt werden.

Während somit das klassische Syndrom eine die unteren Brust- bzw. Lendenabschnitte betreffende Querschnittsläsion charakterisiert, sind cervicale Läsionen selten. In jüngster Zeit konnten SCHLIACK und FÖLSCH einen klinischen Fall mit einer sensiblen Symptomatik ab C 8 publizieren.

Der Krankheitsverlauf ist dadurch gekennzeichnet, daß das mehr oder minder akut aufgetretene Querschnittssyndrom unverändert bestehen bleibt. Es kommt zu Komplikationen von seiten des Harntraktes und zum Auftreten von Decubitalgeschwüren, die schließlich ad exitum führen. Im Durchschnitt liegt die Krankheitsdauer bei etwa zwei Jahren.

Diagnostisch hervorgehoben sei in diesem Zusammenhang der Liquorbefund, welcher Eiweißvermehrungen erheblicheren Ausmaßes bei normaler bis mäßig erhöhter Zellzahl aufweist. Auch das Myelogramm kann gelegentlich den Verdacht auf eine Venenmißbildung zeigen.

2. Myelopathie bei entzündlichen Venenerkrankungen des Rückenmarkes

Das klinische Bild ist bei diesen Erkrankungen der Venen mit konsekutiver Myelopathie nicht sehr charakteristisch. Auf Grund eigener Beobachtungen sowie anhand der Literatur (KULENKAMPFF und MATHEIS, GREENFIELD und TURNER, SCHLAPP u. a.) kommt es zur Ausbildung von inkompletten sensiblen bzw. motorischen Querschnittssyndromen. Die Anamnese ergibt oft keinerlei verwertbare Hinweise. Gelegentlich werden entzündliche Erkrankungen im Bauchraum berichtet. Der Verlauf ist subakut bis akut und die Patienten versterben im allgemeinen an Schäden des Herz-Kreislaufsystems.

Die Liquoruntersuchung zeigte in einigen Fällen ebenfalls eine leichte Pleocytose und eine höhergradige Eiweißvermehrung.

Eine klinische Diagnostik dieses Krankheitsgeschehens wird über die Annahme einer vasculären Rückenmarksschädigung kaum hinauskommen.

3. Myelopathie bei Erkrankungen der Wirbelsäule und bei Erkrankungen des Herz- und Gefäßsystems

Im wesentlichen handelt es sich dabei um mehr oder minder akut auftretende Querschnittssyndrome mit einem kurzen und akuten Krankheitsverlauf. BARTSCH hat in diesem Zusammenhang schon bei Patienten im frühen Kindesalter mit angeborenem Herzfehler sensible Querschnittssyndrome beobachten können. MADOW und ALPERS veröffentlichten 1949 einen Fall, welcher im Anschluß an einen Myokardinfarkt eine Querschnittsymptomatik ab D 3 entwickelte. Nach akut progredientem Verlauf verstarb der Patient innerhalb von 24 Stunden.

Bei entzündlichen Gefäßveränderungen, etwa der Panarteriitis nodosa, haben WECHSLER, JELLINGER u. a. spinale Symptome beschrieben, welche ebenfalls als Querschnittssyndrom klinisch imponieren können. Hervorzuheben ist bei dem einen Fall von JELLINGER, daß dieser Patient klinisch eine exzessive Paraspastik der unteren Extremität geboten hatte. Diese und die gleichzeitig bestehende leichtgradige Blasenstörung führten klinisch zur Diagnose einer Multiplen Sklerose. Der Erkrankungsbeginn dieses Patienten lag nach dem 50. Lebensjahr. Außerdem bestanden an der oberen Extremität und an den Hirnnerven praktisch keine klinischen Ausfälle. Retrospektiv betrachtet, wären diese klinischen Symptome ein wertvoller Hinweis für die Differentialdiagnose gewesen. Sie wurden jedoch deshalb nicht beachtet, weil das klinische Bild durchaus mit der Annahme einer Spätform der Multiplen Sklerose bzw. spinalen Form der Multiplen Sklerose erklärbar schien.

Die ersten Beschreibungen einer Myelopathie bei Spondylose gehen auf BRAIN und Mitarbeiter. und SPILLANE und LLOYD 1952 zurück. Vielfach wurden diese medullären Schäden bei Spondylose der Halswirbelsäule dadurch nicht richtig gedeutet, daß man dem Diskusprolaps eine zu große Rolle beiordnete.

Erst die umfangreiche Arbeit von CLARKE und ROBINSON 1956 bzw. die Arbeiten von HÖÖK und Mitarbeiter sowie WILKINSON und in jüngster Zeit von KUHLENDAHL und DIECKMANN haben hier neue Erkenntnisse gebracht.

Klinisch handelt es sich bei diesen Bildern um teils recht chronisch verlaufende Syndrome einer Para- oder Tetraspastik, gelegentlich auch inkompletter sensomotorischer Querschnittssyndrome.

Die Diagnostik dieser Bilder ist oft schwierig, weil vor allen die Multiple Sklerose aber auch, insbesondere wenn Atrophien der kleinen Handmuskeln vorliegen, die Myatrophische Lateralsklerose in Differentialdiagnose gezogen werden müssen. Dazu kommt, daß der Erkrankungsbeginn in einem Lebensalter liegt, in welchem oft die Myatrophische Lateralsklerose aufzutreten pflegt. Berücksichtigt man die Zusammenstellung von DIECKMANN, so liegt das Erkrankungsalter seiner 25 Fälle am häufigsten zwischen dem 40. und 60. Lebensjahr. Für die mögliche Verwechslung mit einer Multiplen Sklerose wird daher jene Gruppe von Patienten besonders zu berücksichtigen sein, welche zwischen dem 40. und 50. Lebensjahr zu erkranken pflegt. Es ist dies nach den Fällen von DIECKMANN etwa ein Drittel seiner Patienten.

Die Diagnose wird letztlich durch radiologische Untersuchungen der Halswirbelsäule bzw. der Myelographie gestellt werden können.

In pathogenetischer Hinsicht werden einerseits von KUHLENDAHL biomechanische Momente, anderseits aber auch vasculäre Momente diskutiert. In jüngster Zeit haben BLACKWOOD und STOLTMANN auf die Bedeutung der Ligamenta flava beim Zustandekommen einer Myelopathie bei Spondylose der Halswirbelsäule aufmerksam gemacht. Diese Autoren untersuchten sowohl radiologisch als auch pathologisch-anatomisch eingehend die Rolle der Ligamenta flava. Sie konnten dabei zeigen, daß im Falle einer höhergradigen Spondylose die miterkrankten Ligamenta flava zu schwerer Raumbeengung des im Cervikal-Abschnitt ohnedies schon karg bemessenen Spinalkanales führen. Dadurch werden am Rückenmark schwere Schäden bzw. Nekrosen gesetzt.

Die biomechanischen Faktoren nach KUHLENDAHL sind unter anderem besonders durch eine Enge des Wirbelkanals im Halsabschnitt ausgezeichnet, wobei diese Enge größer ist als unter physiologischen Umständen. Somit sei ein konstitutionell besonders enger Rückenmarkskanal für das Zustandekommen einer Myelopathie bei Spondylose der Halswirbelsäule eine Conditio sine qua non.

Aus diesen wenigen Fakten ist bereits ersichtlich, daß die Myelopathie bei Spondylose der Halswirbelsäule sowohl klinisch wie auch pathogenetisch in ihrer Zuordnung zu den Erscheinungsformen einer Myelopathie eine gewisse Sonderstellung einnimmt.

Das Auftreten von tetra- oder paraspastischen Syndromen sowie gelegentlich dem Syndrom einer Myatrophischen Lateralsklerose lassen rein phänomenologisch zu den Myelopathieformen des höheren Lebensalters Beziehungen herstellen.

Das Mitbeteiligtsein vasculärer Faktoren an der Pathogenese läßt auch von diesem Gesichtspunkt aus Beziehungen erkennen. Wenn wir uns entschlossen haben, die Myelopathie bei Spondylose der Halswirbelsäule bei der Beschreibung der Myelopathieformen vasculärer bzw. vasocirculatorischer Genese anzuführen, so deshalb, weil nach dem gegenwärtigen Stande unseres Wissens diese Myelopathieform der Vasculären Myelopathie zumindest verwandt ist.

Bezüglich der Rolle der Ligamenta flava sei noch eine eigene Beobachtung hinzugefügt. Sie wurde in anderem Zusammenhange bereits publiziert. Der myelographische Untersuchungsbefund des Falles zeigte deutlich die Einengung des Rückenmarkskanales durch die Ligamenta flava. Die klinische Symptomatik war ebenso wie die schwere Schädigung des Rückenmarkes, zumindest teilweise, auf diese Ursache zurückzuführen und nicht auf ein gleichzeitig bestehendes intramedullär gelegenes Neurinom. Zwar kommt es bei Neurinomen mit intramedullärem Sitze zu Paraparesen, aber niemals zu einer so schweren spastischen Paraplegie der Beine und Arme mit hochgradiger Atrophie der kleinen Handmuskeln, wie dies bei der eigenen Beobachtung der Fall war. Auch die Parenchymschädigung des Rückenmarkes durch ein intramedullär gelegenes Neurinom ist auf Grund der einschlägigen Literatur geringer, als dies hier der Fall ist. Darüber hinaus ist die Anordnung der Markschädigung mit jenen Befunden in Übereinstimmung, wie sie BLACKWOOD und STOLTMANN bei ihren Fällen erheben konnten (Abb. 4).

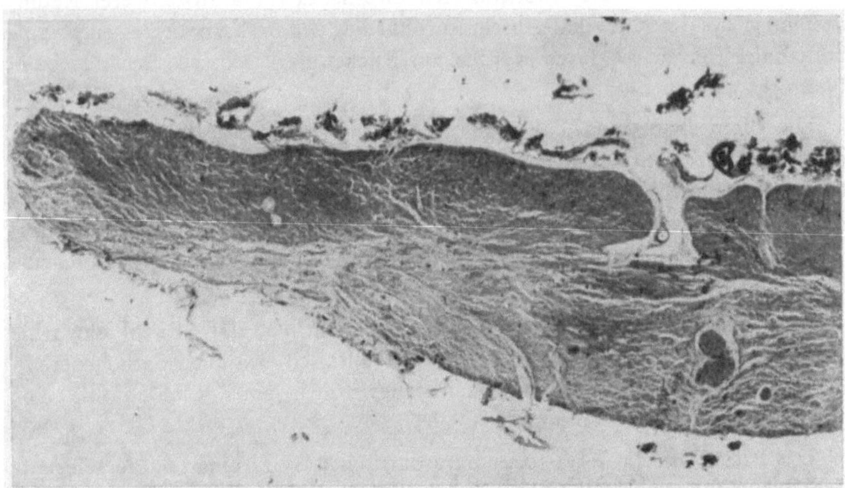

Abb. 4. Halsmark, C₄/C₅. Schwere, subtotale Nekrose der dorsalen Abschnitte. Keilförmige Markschädigung im Seitenstrangareal. Heidenhain. 25 ×.

Es ist also GARCIN und Mitarbeitern zuzustimmen, daß die klinischen Bilder dieser Gruppe als Syndrome des akuten oder subakut bis chronischen, mehr oder weniger kompletten sensomotorischen Querschnittes oder der Paraplegie der unteren Extremitäten bezeichnet werden können. Gleichzeitig ist eine charakteristische klinische Symptomatik diesen Fällen in einem Ausmaß wie bei der Vasculären Myelopathie des höheren Lebensalters nicht eigen. Vor allem ist auf die Schwierigkeit bezüglich der Differentialdiagnostik gegenüber einem spinalen Verschlußsyndrom zu verweisen. Immerhin wird die Kenntnis dieser Formen eine diagnostische Hilfe bei allen jenen Krankheitsfällen darstellen, bei welchen es etwa im fünften Dezennium zu mehr oder minder akutem Auftreten eines Querschnittssyndroms oder einer Tetraspastik kommt. Wenn auch das diagnostische Vorgehen erst nach Ausschluß aller in Frage kommenden Möglichkeiten die Annahme eines gefäßabhängigen Rückenmarksschadens gestattet, wird doch die Kenntnis dieser Bilder an eine solche Möglichkeit denken lassen und sie einer diagnostischen Erfassung zugänglich machen.

IV. Diagnose und Differentialdiagnose

A. Die vasculäre Myelopathie des höheren Lebensalters

Diagnostisch ist diese Form der vasculären Myelopathie im wesentlichen durch drei Syndrome gekennzeichnet.

1. Das Syndrom der nucleären Amyotrophie
2. Die spastische Spinalparalyse
3. Das inkomplette Querschnittssyndrom

Der späte Beginn bzw. die langsame Progredienz und Chronizität des Leidens, das fakultative Auftreten der Bulbärparalyse, sind die klinisch hervorstechendsten Merkmale, welche zu diagnostischen Schlüssen führen können.

Zweifellos müssen aber eine Reihe differentialdiagnostischer Erwägungen angestellt werden, um schließlich zur richtigen Diagnose zu gelangen. Vielfach wird diese nur per exclusionem zu stellen sein.

Welche differentialdiagnostischen Erwägungen anzustellen sind, geht schon aus den Einweisungsdiagnosen dieser Fälle hervor. Bei den das erste Syndrom bietenden klinischen Bildern steht die myatrophische Lateralsklerose an erster Stelle. Ferner wurde zunächst auch die Diagnose einer Syringomyelie gestellt. Die beiden anderen Syndrome, insbesondere jenes der spastischen Spinalparalyse, hatten in den meisten Fällen zur Annahme einer Alters-Multiplen-Sklerose oder spinalen Form einer Multiplen Sklerose anfänglich geführt. Die Querschnittsbilder dagegen wurden häufig als raumfordernder Rückenmarksprozeß oder Querschnittssyndrome unklarer Genese eingewiesen.

Im folgenden sollen die differentialdiagnostischen Erwägungen bei den einzelnen Syndromen eingehend besprochen werden.

1. Die Differentialdiagnose der myatrophischen Lateralsklerose

An erster Stelle der differentialdiagnostischen Erwägungen steht die myatrophische Lateralsklerose. Im Querschnitt der Erkrankung wird die Differentialdiagnose oft schwierig sein, da vom Syndrom aus gesehen, insbesondere dort, wo gleichzeitig eine Bulbärparalyse vorliegt, der Unterschied nur schwer feststellbar ist.

Die geringen differentialdiagnostischen Abweichungen im diagnostischen Querschnitt betreffen:

α) *Masseterreflex*

Bei 30 Fällen von autoptisch verifizierter myatrophischer Lateralsklerose fand sich praktisch in fast 100% ein auslösbarer oder gesteigerter Masseterreflex. Bei der vasculären Myelopathie dagegen konnte eine solche Konstanz nicht erhoben werden. Die Auslösbarkeit des Masseterreflexes war durchaus wechselnd und entsprach ebenso wie der Reflexbefund an den Extremitäten einer gewissen Regellosigkeit.

β) *Pathologische Reflexe*

Während bei den myatrophischen Lateralsklerosen des eigenen Krankengutes lediglich in fünf Fällen Pyramidenzeichen im Sinne eines Babinskischen Großzehenphänomens aufgetreten waren, was nicht ganz 10% entspricht, konnten bei der vasculären Myelopathie mit dem Syndrom der myatrophischen Lateralsklerose in 30% der Fälle pathologische Reflexe erhoben werden.

γ) *Die Sehnenreflexe*

Bei der myatrophischen Lateralsklerose finden sich an den oberen Gliedmaßen meist abgeschwächte bis fehlende und an den unteren Extremitäten gesteigerte Sehnenreflexe. Bei der vasculären Myelopathie dagegen ist die Reflexstörung in einer asystematischen Anordnung vorhanden. Gesteigerte Reflexe an allen vier Extremitäten oder gesteigerte Reflexe an der oberen Extremität bei fehlendem PSR und ASR sind beispielsweise charakteristische Reflexbefunde bei der vasculären Myelopathie.

Die von HEMMER beschriebenen Formen einer brachialatrophisch-paraspastischen und einer bulbärparalytischen Form einer myatrophischen Lateralsklerose konnten in einer so distinkten Trennung bei den myatrophischen Lateralsklerosen des eigenen Materiales nicht beobachtet werden. Ebenso waren spastisch-paraparetische Formen im Rahmen des Krankheitsgeschehens der myatrophischen Lateralsklerose in eigenem Krankengut nicht aufgeschienen.

Ergeben sich schon gewisse Hinweise aus dem diagnostischen Querschnittbild, welche bei differentialdiagnostischen Erwägungen in Betracht gezogen werden müssen, so liegt das Hauptgewicht der vorhandenen Unterscheidungsmerkmale auf der Längsschnittbeobachtung.

HABERLANDT hat in seiner 1964 erschienenen Monographie das Erkrankungsalter, die Krankheitsdauer und das Sterbealter der myatrophischen Lateralsklerose an einem repräsentativen Krankengut von 173 Fällen untersucht. Da es sich bei der Arbeit von HABERLANDT um eine vorwiegend genetisch-demographische Studie handelt, ist die gleichzeitig berücksichtigte klinisch-pathologische Facette dieser Betrachtungsweise kritisch zu beleuchten. HABERLANDT hat sich bei den pathologischen Befunden auf die Ergebnisse verschiedener pathologisch-anatomischer Institute und Prosekturen stützen müssen. Für seine Fragestellung waren die dabei herstellbaren Korrelationen ausreichend. Für die eigene Arbeit sind jedoch die von HABERLANDT mitgeteilten Ergebnisse nur bedingt verwertbar, weil sich durch die Möglichkeit das klinische Beobachtungsgut auch persönlich neuropathologisch untersuchen zu können, andere Korrelationsmöglichkeiten ergeben haben.

Was das Erkrankungsalter anlangt, so hat HABERLANDT in seinem Material bei 144 Fällen den Beginn zwischen dem 30. und 60. Lebensjahr ermitteln können. Lediglich elf Patienten oder 6,4% waren zum Zeitpunkt des Erkrankungsbeginnes über 60 Jahre alt.

Zu ähnlichen Resultaten gelangte PROBST 1904. Er gibt den Erkrankungsbeginn zwischen dem 30. und 40. Lebensjahr an. STARKER 1913 nimmt den Erkrankungsbeginn der myatrophischen Lateralsklerose zwischen dem 40. und 50. Lebensjahr an. MARBURG berichtet 1936, daß die myatrophische Lateralsklerose zwischen dem 30. und 50. bzw. 60. Lebensjahr beginnt.

HEMMER (1951, 1953) hat für die von ihm aufgestellten verschiedenen klinischen Formen der myatrophischen Lateralsklerose ein Erkrankungsalter zwischen dem 21. und 62. Lebensjahr angeführt.

Die eigenen Fälle zeigen, mittels Chi-Quadrattest errechnet, daß die Häufigkeit der Erkrankung an myatrophischer Lateralsklerose vor dem 60. Lebensjahr wesentlich höher ist als bei der vasculären Myelopathie.

Bei den eigenen Fällen konnte beobachtet werden, daß von 30 Fällen unter 40 Jahren keiner erkrankt war, daß jedoch vor dem 60. Lebensjahr 20 Fälle ihren Krankheitsbeginn aufwiesen.

Bei der vasculären Myelopathie dagegen finden sich nach dem 60. Lebensjahr 35 Fälle oder fast 60%.

Diese an dem eigenen relativ kleinen Material erhobenen Befunde stimmen mit den in der Literatur gemachten Angaben bezüglich des Erkrankungsalters der myatrophischen Lateralsklerose gut überein. In Gegenüberstellung mit der vasculären Myelopathie zeigt sich ein statistisch hochsignifikanter Unterschied zwischen den Verteilungsmustern des Erkrankungsbeginnes. Die Zufallswahrscheinlichkeit, daß eine myatrophische Lateralsklerose nach dem 60. Lebensjahr, die vasculäre Myelopathie aber vor dem 60. Lebensjahr beginnt, ist geringer als 1%. Dieses Ergebnis läßt sich auch graphisch anhand einer GAUSSschen Verteilungskurve bezüglich Frequenz und Prozentsatz demonstrieren (Abb. 5).

Ein nächster wichtiger differentialdiagnostischer Unterschied zwischen den beiden Krankheitsbildern ist die Krankheitsdauer.

HABERLANDT konnte bei 120 Fällen im Durchschnitt 4,4 Jahre rechnerisch ermitteln. 62 Fälle boten eine Krankheitsdauer von 1,5—3 Jahren, 18 Fälle zwischen 3 und 4 Jahren. Bei 26 Fällen konnte HABERLANDT eine Verlaufsdauer von über 4 Jahren beobachten. MARBURG gab bei der myatrophischen Lateralsklerose eine durchschnittliche Krankheitsdauer von 3 bis 4 Jahren an (1936). MULDER berichtet 1954 über eine Verlaufsdauer von 3 Jahren. Nach HEMMER haben die von ihm aufgestellten verschiedenen Formen der myatrophischen Lateralsklerose unterschiedliche Verlaufszeiten. Während die brachialatrophisch-paraspastische Form eine Krankheitsdauer von etwa vier Jahren aufweist, dauert die bulbärparalytische Form von Beginn an lediglich zwei Jahre. Die spastisch-paraparetische Form jedoch hat nach HEMMER eine Krankheitsdauer von 6,5 Jahren.

Betrachtet man das eigene Krankengut von myatrophischer Lateralsklerose, so konnte dabei eine durchschnittliche Krankheitsdauer von 24,3 Monaten gegenüber 60,2 Monate bei der vasculären Myelopathie errechnet werden. Daraus ergibt sich bei einer statistischen Auswertung nach dem t-Score-Verfahren t = 4,1, ein Ergebnis, welches einem stark signifikanten Wert entspricht (df = 42).

Nachdem die eigenen Fälle der myatrophischen Lateralsklerose am ehesten der brachialatrophisch-paraspastischen bzw. bulbärparalytischen Form HEMMERS zuzuordnen sind, ergeben sich auch hier gute Übereinstimmungen.

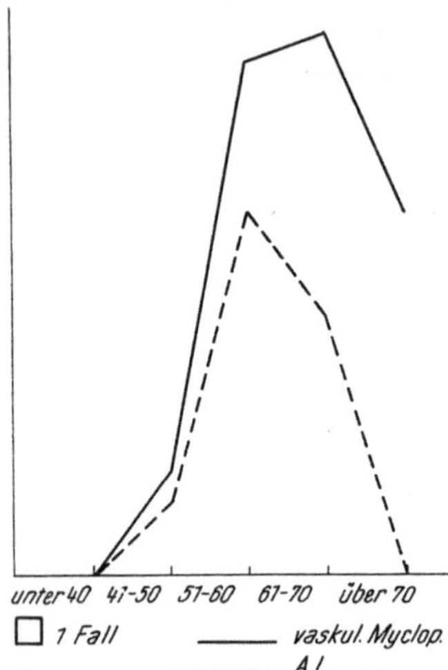

Abb. 5. Verteilungskurve des Erkrankungsalters bei 30 Fällen von myatrophischer Lateralsklerose und 85 Fällen von vasculärer Myelopathie des höheren Lebensalters.

Bei Vergleich des eigenen Materials und seinen Unterscheidungsmerkmalen mit den Angaben von HABERLANDT besteht eine gute Übereinstimmung, wenn man jene 26 Fälle seines Materials, welche eine Krankheitsdauer von über vier Jahren hatten, unberücksichtigt läßt. Ein solches Vorgehen scheint für unsere Zwecke deshalb gerechtfertigt, weil, wie berichtet, HABERLANDT sich auf Untersuchungsbefunde verschiedener pathologisch-anatomischer Institute stützen mußte. Dagegen konnte das eigene Krankengut persönlich einer eingehenden neuro-pathologischen Untersuchung unterzogen werden. Wie später zu zeigen sein wird, kann selbst bei der pathologisch-anatomischen Befundung, soweit diese lediglich makroskopisch durchgeführt wird, das Krankheitsbild der vasculären Myelopathie verkannt werden.

Darüber hinaus scheinen aber die in der Literatur angeführten Zahlen bezüglich der Krankheitsdauer für die eigenen Untersuchungsergebnisse ebenfalls eine Stütze zu sein.

Was schließlich das Sterbealter anlangt, so haben sowohl HABERLANDT wie HEMMER für die myatrophische Lateralsklerose im Durchschnitt das 52. bis 53. Lebensalter angegeben. Bei der vasculären Myelopathie lag, entsprechend dem wesentlich späteren Erkrankungsbeginn, das Sterbealter dieser Fälle in mehr als 70% weit über dem von HABERLANDT und HEMMER für die myatrophische Lateralsklerose angegebenen Lebensabschnitt. Ein weiterer wichtiger differentialdiagnostischer Gesichtspunkt ist in diesem Zusammenhange die Todesart. Während bei der vasculären Myelopathie in 70% der Fälle ein Herz- und Kreislaufversagen die unmittelbare Todesursache darstellte, war bei der myatrophischen Lateralsklerose die Bulbärparalyse bei allen 30 Fällen des eigenen Krankengutes das unmittelbar zum Tode führende Krankheitsgeschehen. Aus · diesen beiden Zahlen und ihrer Gegenüberstellung läßt sich ein wichtiges differentialdiagnostisches Kriterium ablesen. Aus diesem Grunde erscheint die Einteilung von HEMMER nicht vorbehaltlos akzeptabel, weil nach den eigenen Erfahrungen die Bulbärparalyse ein obligates Symptom der myatrophischen Lateralsklerose darstellt und nicht aus dem klinischen Gesamtbild dieses degenerativen Leidens herausgenommen werden sollte.

Zusammengefaßt ergibt sich folgende differentialdiagnostische Tabelle der myatrophischen Lateralsklerose gegenüber der Myelopathie:

Myatrophische Lateralsklerose	*Vasculäre Myelopathie*
Beginn: 53 Jahre (Mittelwert)	64 Jahre (Mittelwert)
6. Dezennium	7. Dezennium
Verlauf: 2 Jahre (Mittelwert)	5 Jahre (Mittelwert)
akut-progredient	chronisch-progredient
Todesursache: Bulbärparalyse	Herz-Kreislaufversagen
30 Fälle — 100%	64 Fälle — 75%
Todesalter: 51.—53. Lebensjahr	69. Lebensjahr
(HABERLANDT und HEMMER)	(Mittelwert)
Symptomatik: Bulbärparalyse	Bulbärparalyse fakultativ
obligat	Masseterreflex ±
Masseterreflex +	Sehnenreflexe OE + —
Sehnenreflexe OE —	UE + —
UE +	vice versa
Muskelatrophie +	Muskelatrophie +
Pyramidenzeichen selten pos.	Pyramidenzeichen häufig pos.
(5 ×) (10%)	(30%)

Als weiteres, in Differentialdiagnose kommendes Krankheitsbild ist in diesem Zusammenhang die Syringomyelie anzuführen.

Das Auftreten von Atrophien an der oberen Extremität und die spastische Paraparese der unteren Gliedmaßen könnten bei oberflächlicher Betrachtung rein phänomenologisch eine Syrinx nahelegen. Das Fehlen bulbärparalytischer Erscheinungen bei der vasculären Myelopathie infolge des fakultativen Auftretens dieses Symptoms der Medulla oblongata wird unter Umständen ebenfalls bei der Differentialdiagnose erschwerend sein.

Dagegen wird das Vorhandensein einer dissoziierten Sensibilitätsstörung oder aber einer Narbe nach Brandwunde an den oberen Gliedmaßen die Diagnose auf den richtigen Weg führen. Schließlich ist noch auf das Erkrankungsalter zu verweisen, welches bei der Syringomyelie wesentlich früher — nämlich etwa im 5. Dezennium — liegt.

2. Die Differentialdiagnose der spastischen Spinalparalyse

Das Krankheitsgeschehen, welches bei diesem Syndrom bei der Differentialdiagnose in erster Linie zu berücksichtigen ist, ist die Multiple Sklerose. Patienten, welche eine spastische Paraparese der Beine hatten, wurden am häufigsten unter dieser Diagnose eingewiesen. ERB hat das Bild der spastischen Paraplegie als Ausdruck einer Systemerkrankung des zentralen motorischen Neurons herausgestellt. In der Literatur wird dabei immer wieder über ein familiäres Auftreten der spastischen Spinalparalyse berichtet.

Im eigenen Krankengut konnten zwar zahlreiche Fälle mit spastischer Paraplegie beobachtet werden, doch handelte es sich bisher noch nie um Patienten, bei welchen einerseits ein familiäres Auftreten, anderseits die klinische Symptomatik einwandfrei zu der Krankheit spastische Spinalparalyse gepaßt hätte. Dem Einwand, daß infolge der auch literaturmäßig als selten zu bezeichnenden Erkrankung solche Fälle eben nicht beobachtet werden konnten, ist entgegen zu halten, daß in den langen Jahren der Tätigkeit an der Neurologischen Abteilung des Altersheimes der Stadt Wien-Lainz praktisch alle anderen degenerativen neurologischen Krankheitsprozesse studiert werden konnten. Hinzugefügt sei, daß die Möglichkeit gegeben war, verschiedene Spielarten solcher Krankheitsprozesse kennen zu lernen. Die Fälle, welche mit der Diagnose spastische Spinalparalyse eingewiesen wurden und anamnestisch eine Heredität zeigten, konnten bei eingehender klinischer Untersuchung und späterer pathologisch-anatomischer Befundung als zur Krankheitsgruppe der Heredoataxie gehörig diagnostisch abgeklärt werden. Es handelt sich dabei meist um Varianten des FRIEDREICHschen Typs der Heredoataxie.

Ohne damit das Existieren einer Systemerkrankung spastische Spinalparalyse in Abrede zu stellen, sei betont, daß diese Diagnose zur Charakterisierung des Syndroms durchaus akzeptabel ist. Die Annahme einer

Systemerkrankung bei Vorliegen der klinischen geschilderten Symptomatik, sollte jedoch erst nach äußerst kritischer Abwägung der klinischen und erbbiologischen Fakten gemacht werden.

Nach Fürstner, Malaisé, Sander und J. Lhermitte spielt eine spastische Paraparese bei der Gangstörung der Greise eine Rolle. Die anatomischen Befunde, welche diesem klinischen Bild entsprachen, waren im Sinne der vasculären Myelopathie des höheren Lebensalters zu interpretieren.

Die Multiple Sklerose wird nun in der Literatur als eine der möglichen Ursachen einer spastischen Spinalparalyse angeführt. Insbesondere die spinale Form der Multiplen Sklerose kann unter diesem Bilde klinisch in Erscheinung treten. Da gelegentlich auch Atrophien in den Handmuskeln auftreten, ist die Differentialdiagnose aus dem klinischen Querschnittsbild heraus oft recht schwierig. Eine weitere Erschwernis ergibt sich noch aus den gelegentlich zur Beobachtung kommenden Blasenstörungen und aus — wenn auch geringfügigen — Hirnnervensymptomen als Ausdruck einer mäßigen cerebralen Mitbeteiligung bei der vasculären Myelopathie.

Kann somit die einmalige neurologische Untersuchung oft auf erhebliche Schwierigkeiten stoßen, so vermag die Längsschnittbeobachtung wiederum eine Reihe von differentialdiagnostisch brauch- und verwertbaren Kriterien zu zeitigen. Die Möglichkeiten des repräsentativen Krankengutes von Multipler Sklerose der Lainzer Abteilung stellen dabei eine besonders günstige Voraussetzung dar.

Die vasculäre Myelopathie in der hier zu erörternden Form weist einen Erkrankungsbeginn im 7. Dezennium auf. Nachdem in dieser Gruppe aber auch Fälle registriert werden konnten, welche zwischen dem 40. und 50. Lebensjahr begannen, könnten sich daraus differentialdiagnostische Schwierigkeiten gegenüber der Multiplen Sklerose ergeben.

In den letzten zehn Jahren konnten rund 200 Patienten mit Multipler Sklerose sowohl klinisch als auch pathologisch-anatomisch erfaßt werden. Alle diese Patienten waren mit Ausnahme von zwei Fällen vor dem 45. Lebensjahr erkrankt. Bei den Ausnahmen handelte es sich bei dem ersten Fall um einen Mann, welcher im 53. Lebensjahr erstmalig erkrankte. Der zweite Fall betraf eine Frau, welche die ersten Krankheitserscheinungen anamnestisch im 64. Lebensjahr geboten hatte. Beide Fälle sind autoptisch bzw. neuropathologisch eindeutig als Multiple Sklerose zu klassifizieren gewesen.

Eine statistische Überprüfung der Fälle von Multipler Sklerose und vasculärer Myelopathie ergab bei einer Registrierung des Krankheitsbeginnes vor bzw. nach dem 45. Lebensjahr im t-score-Verfahren bei r = 0,967 eine Zufallswahrscheinlichkeit weit unter 1%. Diese Korrelation ist stark signifikant. Das heißt: die Wahrscheinlichkeit, daß es sich bei einem Bild einer spastischen Spinalparalyse, welche nach dem 45. Lebensjahr auftritt, um eine vasculäre Myelopathie handelt, ist sehr groß. Im Falle eines Krankheitsbeginnes vor dem 45. Lebensjahr ist jedoch die Annahme einer Multiplen Sklerose als Ursache des klinischen Syndroms höchst wahrscheinlich.

Auf Grund der statistischen Ergebnisse ist die Annahme eines gefäßabhängigen Rückenmarksschadens, insbesondere einer vasculären Myelopathie bei dem Syndrom der spastischen Spinalparalyse im höheren Lebensalter viel wahrscheinlicher als einer demyelisierenden Erkrankung im Sinne einer Multiplen Sklerose.

Das gleichzeitige Auftreten von gelegentlichen Blasenstörungen · macht die Fehldiagnose einer Multiplen Sklerose bei der Einweisung verständlich, aber nicht zwingend.

Weitere differentialdiagnostische Überlegungen müssen bei diesem Syndrom hinsichtlich der Syringomyelie und der raumfordernden Rückenmarksprozesse angestellt werden.

In dem eigenen Material konnten gelegentlich auch solche Fälle einer Syringomyelie beobachtet werden, welche keinerlei sensible Ausfallserscheinungen hatten. Allerdings ist hervorzuheben, daß bei den in den letzten zehn Jahren zur Beobachtung gelangten 17 Fällen einer Syringomyelie der Krankheitsbeginn etwa zehn Jahre früher war, als dies bei der vasculären Myelopathie der Fall ist. Abgesehen von den eingangs zitierten Fällen bleibt aber nach wie vor die dissoziierte Sensibilitätsstörung bei der Syringomyelie als führendes Symptom. Allerdings kann nach BIRKMAYER der dissoziierte Charakter oft nur an der cranialen Grenze des Syndroms festgestellt werden. Ferner betont BIRKMAYER als charakteristisches Zeichen der Sensibilitätsstörung eine unscharfe Begrenzung. Auch die trophischen Störungen an der Haut lassen eine Abtrennung gegenüber der vasculären Myelopathie zu.

Ein Rückenmarkstumor kann ebenfalls klinisch immer wieder differential-diagnostische Schwierigkeiten gegenüber der vasculären Myelopathie bereiten. Dies wird besonders dann der Fall sein, wenn dieser Rückenmarkstumor im späteren Lebensalter auftritt. Dabei kann neben dem Tumor auch eine Myelopathie geringer Ausprägung bestehen, so daß neben der spastischen Paraparese auch eine leichte Atrophie im Bereiche der kleinen Handmuskeln vorhanden ist.

Ein einschlägiger Fall soll in Kürze diese Situation illustrieren.

Es handelte sich um eine 72jährige Patientin, bei welcher zusätzlich eine arterielle Hypertonie bestand. Sie bot eine hochgradige spastische Paraparese der Beine und eine leichtgradige aber deutliche Atrophie der kleinen Handmuskeln. Eine Sensibilitätsstörung war bei der Aufnahme nicht vorhanden und eine Liquoruntersuchung ergab weder laboratoriumsmäßig noch beim Queckenstedtschen Versuch Hinweise auf das Vorliegen eines raumfordernden Prozesses im Spinalkanal. Die Patientin bekam trotz sorgsamster Pflege nach etwa zweijähriger Krankheitsdauer einen Decubitus, welcher auch eine ständige Progredienz zeigte. Auffällig war nun, daß sich wenige Wochen vor dem an einer Decubitalsepsis erfolgten Exitus ein zunächst inkompletter sensibler Querschnitt ausbildete, welcher an Intensität immer mehr zunahm, so daß schließlich ein komplettes motorisches und sensibles Querschnittsyndrom vorlag. Die Obduktion ergab im mittleren Brustmarkbereich einen extramedullären intraduralen Tumor. Histologisch handelte es sich um ein Meningiom.

Bei Vergleich der Krankheitsdauer der vasculären Myelopathie und von Rückenmarkstumoren des eigenen Patientengutes, läßt sich bei den Tumoren eine mittlere Krankheitsdauer von 18 Monaten errechnen. Eine statistische Untersuchung ergibt, daß ein stark signifikanter Unterschied bezüglich der Krankheitsdauer zwischen den beiden Krankheitsbildern besteht. Dagegen ergibt das Erkrankungsalter der vasculären Myelopathie und des Rückenmarkstumors statistisch keine unterschiedliche Signifikanz.

3. Die Differentialdiagnose des inkompletten Querschnittsyndroms

Während bei den eigenen Fällen dieses Syndrom relativ selten zur Beobachtung gelangte, ist es bei jenen vasculären Myelopathien zu berücksichtigen, welche in jüngeren Jahren auftreten oder aber infolge bestimmter Gefäßerkrankungen des Rückenmarkes zustande kommen.

In erster Linie ist die angiodysgenetische Myelopathie zu erwähnen. Sie läßt sich durch die Art der Sensibilitätsstörung (meist dissoziiert) und durch die zuerst spastische, später schlaffe Lähmung der Beine mit Atrophie der Beinmuskulatur abgrenzen.

Häufig kommt es bei diesen Syndromen zu einem fast apoplektiformen Auftreten, was gegenüber der vasculären Myelopathie und ihrer gewöhnlich langsamen Progredienz ebenfalls ein Unterscheidungsmerkmal darstellt.

Ebenso wird der akute Beginn gegen einen raumfordernden Prozeß oder eine Syringomyelie sprechen. Es muß jedoch betont werden, daß gelegentlich der akute Krankheitsbeginn diagnostisch anders gewertet werden muß, weil Beobachtungen gemacht werden konnten, welche nahelegten, daß der akute Beginn Ausdruck einer funktionellen Störung am Rückenmark ist.

Die Myelographie, der Liquorbefund und die Verlaufsbeobachtung werden bei diesem Syndrom ebenfalls zur Differentialdiagnose herangezogen werden müssen.

Der schon erwähnte apoplektiforme Beginn stellt in differential-diagnostischer Hinsicht eine besondere Problematik dar, weshalb anhand eines Falles

zu diesem Thema besonders Stellung genommen werden soll. In der Literatur
wird noch immer der Begriff der Apoplexia spinalis gebraucht und bei
den akuten Rückenmarksquerschnitten wird sich vor allem die Differentialdiagnose mit dieser klinischen Diagnose, aber auch mit den klassischen
Gefäßsyndromen des Rückenmarkes auseinanderzusetzen haben.

Das Syndrom der Spinalis anterior bietet eine Symptomatik, welche
klinisch durch eine dissoziierte Sensibilitätsstörung, eine Atrophie der Muskulatur und eine spastische Paraparese unterhalb der Läsionsstelle gekennzeichnet ist. Dieses von PREOPRASHENSKI erstmalig beschriebene Syndrom
stellt das charakteristische Rückenmarkssyndrom auf vasculärer Basis
schlechthin dar. Ebenso läßt sich das Syndrom der Radicularis magna durch
seine spezielle Eigenart von unseren Querschnittsbildern abgrenzen. Vor
allem ist bei der vasculären Myelopathie auftretenden Querschnittsbildern
eine gewisse Flüchtigkeit und eine Verwaschenheit ihrer Symptomatik eigen,
welche bei den genannten Syndromen nicht vorliegt. Hier ist eine scharfe
topische Begrenzung und eine mehr oder minder große Konstanz der Symptomatik charakteristisch.

Was nun die Frage der Apoplexia spinalis anlangt, so hat der Fall'
einer 68jährigen Frau folgende Überlegungen nahegelegt:

Bei dieser Patientin war ein Herpes zoster im Stammbereich aufgetreten. Etwa drei Wochen nach den akuten dermatologischen Erscheinungen
trat plötzlich ein inkomplettes sensibles und motorisches Querschnittssyndrom ab D 4 auf. Nach entsprechender Durchuntersuchung an der Universitäts-Nervenklinik wurde die Patientin mit der Diagnose eines Querschnittsyndroms nach Herpes zoster-Myelitis an unsere Abteilung transferiert. Die
in schlechtem Allgemeinzustand befindliche Patientin, welche auch eine
schlechte Kreislaufsituation bot, kam nach einem Aufenthalt von etwa drei
Wochen trotz intensivster pflegerischer und kreislauftherapeutischer Maßnahmen ad exitum. Die Obduktion bzw. die neuro-pathologische Untersuchung ergab bei der Patientin, welche vorher nie über neurologische Symptome zu berichten wußte, eine typische Syringomyelie. Außerdem fanden sich an den Gefäßen schwerste Zeichen einer Fibrohyalinose und Paket-
und Knäuelbildungen.

Es ist unwahrscheinlich, daß sich die Syringomyelie erst zu jenem Zeit-
punkt entwickelt hatte, als der Zoster auftrat oder daß die vorhandenen
Rückenmarksveränderungen Folgezustände der Zostererkrankung sind. Das
Zusammentreffen mit der infektiösen Erkrankung, ein darniederliegender
Kreislauf mit Gefäßstörungen bzw. Gefäßwandveränderungen am Rücken-
mark, läßt als Ursache des akuten Auftretens der neurologischen Symptoma-
tik ein Geschehen im Sinne einer Dekompensation zur Diskussion stellen. Eine
Stütze könnte diese Annahme in den experimentellen Untersuchungen bzw.

Ergebnissen von TURREEN finden. Dieser Autor zeigte im Tierexperiment, daß es bei Durchblutungsstörungen des Rückenmarkes infolge Drosselung der Aorta abdominalis zu Lähmungserscheinungen an den unteren Extremitäten der Versuchstiere kommt. In diesem Zusammenhang ist bemerkenswert, daß bei einer Abklemmungsdauer der Aorta von zehn Minuten und anschließender Auflösung der Abklemmung die bei den Tieren zu beobachtenden Lähmungserscheinungen reversibel waren. Dagegen konnten morphologische Veränderungen an den Vorderhornzellen des Rückenmarkes im Sinne der primären Reizung NISSLS erst in einem Zeitpunkte beobachtet werden, in welchem die klinische Symptomatik bereits völlig abgeklungen war. TURREEN konnte ferner im Rahmen seiner experimentellen Untersuchungen zeigen, daß durch die Hypoxie gewisse Veränderungen im Jonenmuster der Zelle hervorgerufen werden.

Unter Bedachtnahme auf diese experimentell gewonnenen Ergebnisse scheint die Annahme naheliegend, daß bei dem zitierten Fall erst ein Versagen des Rückenmarkskreislaufes jene Verhältnisse geschaffen hat, durch welche die infolge der Syringomyelie gesetzten Gewebsschäden aus der klinischen Latenz gehoben wurden.

Dieser Fall könnte unseres Erachtens ein Modell für das Zustandekommen eines apoplektiformen Beginnes der vasculären Myelopathie insbesondere im höheren Lebensalter darstellen. Gleichzeitig läßt eine solche Betrachtungsweise bzw. Deutung der pathogenetischen Vorgänge die „spinale Apoplexie" in einem anderen klinischen Licht erscheinen. Eine weitere Ergänzung dieser Überlegungen wird sich aus den später zu besprechenden morphologischen Befunden ergeben. Es sei vorweg genommen, daß in keinem Fall der von uns beobachteten Krankheitsbilder der vasculären Myelopathie eine echte Rhexisblutung vorgelegen hatte.

Bei der Besprechung der Differentialdiagnose dürfen für die Klinik bedeutungsvolle Hilfsbefunde nicht unerwähnt bleiben. Sie werden im folgenden Abschnitt geschlossen dargestellt.

4. Die Hilfsbefunde

α) *Die Untersuchung der Cerebrospinalflüssigkeit*

Die Liquoruntersuchung bei der vasculären Myelopathie des höheren Lebensalters läßt keine wesentlichen diagnostischen Gesichtspunkte erkennen. Gelegentlich sind die Zell- und Eiweißwerte an der oberen Grenze der Norm oder leicht zum Pathologischen hin verändert. Solche Befunde konnten lediglich bei 4% der Fälle erhoben werden. Im wesentlichen sind sowohl der Liquordruck, Zell- und Eiweißwerte als auch die Kolloidstabilitätskurven im Bereich der Norm. Auch die Untersuchungen des Zucker-, Eiweiß- oder Jonenspiegels der Cerebrospinalflüssigkeit ergeben keine pathologischen oder diagnostisch verwertbaren Befunde.

Bei der Differentialdiagnose wird daher die Liquoruntersuchung einen wichtigen Beitrag leisten können.

Bei den Tumoren des Rückenmarkes wird die Eiweißvermehrung oder auch ein positiver Queckenstedtscher Versuch das diagnostische Denken auf einen raumfordernden Prozeß im Spinalkanal hinlenken. Bei jenen Fällen, welche eine Multiple Sklerose in Differentialdiagnose zu ziehen haben, ist die Kolloidstabilitätskurve mit ihrem charakteristischen Ausfall bei der Multiplen Sklerose ein wichtiges Kriterium. Zu erwähnen ist auch die Liquor-Elektrophorese bzw. der Gamma-Globulin Quotient als differentialdiagnostische Maßnahme (SCHINKO und TSCHABITSCHER).

β) Die elektro-physiologischen Methoden

a) *Das EEG:* Entsprechend dem klinischen Eindruck, es handle sich bei der vasculären Myelopathie des höheren Lebensalters um kreislaufkranke Menschen, hat auch das Hirnstrombild Veränderungen gezeigt, welche auf eine gefäßabhängige Störung der bioelektrischen Hirntätigkeit hinwiesen. Verminderte Alpha-Ansprechbarkeit, Dysrhythmen und flache Kurvenverläufe waren die wesentlichsten Merkmale im EEG, welches bei zehn Fällen mit dem Syndrom der myatrophischen Lateral-Sklerose bzw. spastischen Spinalparalyse erhoben werden konnte.

Bei Vergleichsuntersuchungen an den eigenen Fällen von myatrophischer Lateralsklerose konnten solche Befunde nicht erhoben werden. Im Zweifelsfall kann also dem EEG-Befund ebenfalls ein differential-diagnostisches Gewicht beigemessen werden.

b) *Das EMG:* Elektromyographische Befunde konnten ebenfalls bei insgesamt zehn Fällen erhoben werden. In drei Fällen hat Doz. PATEISKY an Fällen der Universitäts-Nervenklinik EMG-Befunde erstellt. Das Kurvenbild zeigt das typische Vorderhornzellmuster mit Zeichen der Synchronisation. Ein Unterschied gegenüber degenerativen oder entzündlichen Vorderhornzellschäden konnte bei diesen wenigen Fällen nicht beobachtet werden. Die Kleinheit des untersuchten Krankengutes läßt bezüglich der diagnostischen und differential-diagnostischen Aussagekraft dieser Methode im Rahmen der Klinik noch keine endgültigen Schlüsse zu. Es wäre aber vorstellbar, daß systematische Untersuchungen von Krankheitsbildern, welche mit einer Vorderhornschädigung einhergehen, insbesondere in frühen Stadien, so wie Längsschnittbeobachtungen, für den Kliniker weitere Aufschlüsse und Erkenntnisse bringen könnten.

c) *Elektrischer Reizbefund:* Die klassische diagnostische Prüfung der elektrischen Erregbarkeit der Extremitätenmuskulatur wurde bei zwölf Patienten exakt durchgeführt. Im wesentlichen ergeben sowohl die Reizzeit-Intensitätskurven wie die motorische Chronaximetrie und die normale elektrische Reizung eine Schädigung des peripheren motorischen Neurons. Entsprechend der schon klinisch ersichtlichen Schädigungsintensität zeigen auch die pathologisch veränderten Reizbefunde verschiedene Intensitätsgrade. Das jeweilige Stadium der Erkrankung korreliert dabei recht gut mit einer partiellen oder totalen EAR bzw. elektrischen Unerregbarkeit und der Verlängerung der Chronaxie.

In diesem Zusammenhang ist bemerkenswert, daß die zu erhebenden Befunde gelegentlich insoferne an eine Poliomyelitis erinnern, als nicht sämtliche Muskelgruppen im Bereiche des geschädigten peripheren Neurons eine gestörte Erregbarkeit aufweisen können. Offenbar spielt eine verschiedenartige Intensität der Schädigung der Vorderhornzellen dabei eine maßgebliche Rolle.

γ) *Die Kontrastmitteluntersuchung des Nervensystems*

Während die Encephalographie und Angiographie des Großhirns in der üblichen Weise für die hier interessierende Fragestellung weder diagnostisch noch differentialdiagnostisch einen Beitrag leisten kann, wäre es zumindest theoretisch denkbar, daß die Aortographie unter Umständen wichtige diagnostische Befunde ergeben könnte.

Eine Aortographie konnte bisher aus zwei Gründen nicht durchgeführt werden. Sofern es sich nicht um die transfemorale Methode handelt, kann es im Rahmen einer Aortographie zu Zwischenfällen von seiten der Arteria radicularis magna kommen. Sie sind geeignet, von sich aus vasculär-zirkulatorische Rückenmarksschäden zu setzen. Die transfemorale Aortographie kennt zwar solche Komplikationen nicht, doch handelt es sich bei ihr um einen Eingriff, welcher die Möglichkeiten einer chirurgischen Abteilung erfordert. Sie übersteigt daher die diagnostische Leistungsfähigkeit der Neurologischen Abteilung in Lainz zumindest derzeit.

Die Myelographie erweist sich für differentialdiagnostische Überlegungen zweckmäßig, wenn es raumfordernde Prozesse des Rückenmarkskanales auszuschließen gilt. Für die Diagnose der vasculären Myelopathie des höheren Lebensalters ergeben sich aus dieser Untersuchungsmethode keine weiteren diagnostischen Hinweise.

δ) *Laboratoriumsbefunde*

Die routinemäßige Untersuchung des Blutes, des Serums oder anderer Körperflüssigkeiten hat — abgesehen von der Möglichkeit der Erstellung eines Gamma-Globuline-Quotienten — weder diagnostisch noch differentialdiagnostisch weitere Beitragsmöglichkeiten. Erwähnt sei lediglich, daß bei 4% der Fälle der Serum WaR positiv war. Diese Patienten hatten bereits anamnestisch eine luetische Infektion angegeben.

ε) *Röntgenbefunde*

Die Röntgenuntersuchung der knöchernen Hüllen des Zentralnervensystems sind für die vasculäre Myelopathie des höheren Lebensalters inso-

ferne von diagnostischer Bedeutung, als sie die Möglichkeit bieten, Gefäß-
verkalkungen in großen, für die Blutzufuhr wichtigen Gefäßstämmen aufzuzeigen. Verkalkungen in den Carotiden oder etwa in den Vertebrales
sind Hinweise auf eine erhebliche Wandveränderung der Gefäße mit ihren
Konsequenzen für den Kreislauf.

Eine hochgradige Verkalkung der Bauchaorta konnte das Röntgenbild
bereits intra vitam in acht Fällen zeigen. Das Zusammentreffen dieses Be-
fundes mit dem klinischen Bild der vasculären Myelopathie des höheren
Lebensalters wird sowohl in diagnostischer als auch in differentialdiagnostischer Hinsicht einen brauchbaren Befund darstellen. Bei der Kontrollgruppe
von myatrophischer Lateralsklerose konnte ein solcher Befund nicht erhoben
werden, auch wenn der Krankheitsbeginn in einem etwas höheren als dem
üblichen Lebensalter lag. Besonders erwähnenswert ist der Fall einer 47-
jährigen Patientin, welche klinisch das Syndrom einer myatrophischen Lateralsklerose bot. Die Symptomatik im diagnostischen Querschnitt sowie der
Erkrankungsbeginn bereiteten gegenüber einer vasculären Myelopathie bzw.
myatrophischen Lateralsklerose erhebliche differentialdiagnostische Schwierigkeiten. Das Röntgenbild ergab jedoch eine hochgradige Aortensklerose
so daß wir schließlich zur Annahme einer vasculären Myelopathie neigten
Der weitere Krankheitsverlauf — zehnjährige Krankheitsdauer — sowie
schließlich der neuropathologische Befund bestätigten die Richtigkeit der
differentialdiagnostischen Erwägung.

Bei der vertebrogenen Myelopathie kann die Röntgenuntersuchung der
Wirbelsäule wichtige Hinweise ergeben. Insbesondere die Zeichen einer
schweren Spondylose bzw. Osteochondrose und die Zeichen von Bandschei-
benschäden werden schon durch den Röntgenbefund an eine spondylogene
bzw. vertebrogene Komponente der Rückenmarksschädigung denken lassen

B. Andere Formen der vasculären Myelopathie

1. Die Differentialdiagnose der angiodysgene-
tischen nekrotisierenden Myelopathie

In erster Linie finden sich in der Literatur immer wieder Einweisungsdiagnosen wegen Verdachtes auf einen Rückenmarkstumor.

Die oft jahrelang vorausgehenden Schmerzen, welche offenkundig radi-
culäre Sensationen infolge der dysgenetischen Gefäße sind, lassen diese Überlegungen naheliegend scheinen. Allerdings wird bei kritischer Würdigung
des Krankheitsbeginnes und des mehr oder minder akuten Einsetzens der
Querschnittssymptomatik diese Eigenart mit dem üblichen Krankheitsbeginn
eines raumfordernden Prozesses nicht übereinstimmen.

Die Art der Symptomatik — insbesondere die schweren Muskelatrophien
an den Beinen — werden gegen einen Tumor sprechen. Auf die Rolle

der Liquoruntersuchung bzw. der Kontrastmitteluntersuchung wird noch einzugehen sein.

Nicht selten findet man auch, so wie in einer eigenen Beobachtung, die falsche Annahme von Wurzelreizerscheinungen im Rahmen einer Spondylose. Die Chronizität der Beschwerden sowie die intensive neurologische Symptomatik mit Lähmungserscheinungen spricht jedoch gegen eine solche Annahme. Besonders das plötzliche Auftreten schwerer motorischer Ausfälle ohne körperliche Anstrengung oder Hinweise auf eine traumatische Läsion der Wirbelsäule werden zu berücksichtigen sein.

2. Die Differentialdiagnose bei entzündlichen Venenerkrankungen des Rückenmarkes

War schon die Diagnose eines solchen Krankheitsgeschehens äußerst schwierig und bezüglich ihrer Durchführbarkeit problematisch, so wird für die Differentialdiagnose das Gleiche zu gelten haben. Entscheidend wird lediglich die Frage sein, ob man einen raumfordernden Prozeß ausschließen kann und ob die Annahme einer gefäßbedingten Rückenmarksschädigung nahegelegt wird.

3. Die Differentialdiagnose der Myelopathie bei Erkrankungen der Wirbelsäule und bei Erkrankungen des Herz- und Gefäßsystems

Der raumfordernde Rückenmarksprozeß wird auch bei dieser Krankheitsgruppe an erster Stelle der differentialdiagnostischen Erwägungen stehen müssen. Das wesentlichste Unterscheidungsmerkmal gegenüber diesem Prozeß wird der mehr oder minder akute Beginn der Symptomatik sein. Auch der rasche Krankheitsverlauf der — so wie im Fall von MADOW und ALPERS innerhalb 24 Stunden ad exitum führte — ist zu berücksichtigen. Ferner wird der Nachweis des Vorhandenseins einer entzündlichen Erkrankung des Gefäßsystems — etwa einer Panarteriitis nodosa — oder aber einer schweren Wirbelsäulenerkrankung bei der Differentialdiagnose ins Gewicht fallen.

Bei jenen Myelopathieformen, welche bei cervikaler Spondylose auftreten sind die myatrophische Lateralsklerose, die Multiple Sklerose und der Rückenmarkstumor differentialdiagnostisch auszuschließen.

Der wesentlich längere Krankheitsverlauf bei der Myelopathie und das Fehlen jeglicher bulbärer Symptome (CLARKE und ROBINSON) sind ein wichtiges differentialdiagnostisches Kriterium. Gegenüber der Multiplen Sklerose ist das Erkrankungsalter hervorzuheben, welches bei Berücksichtigung der Fälle von CLARKE und ROBINSON sowie DIECKMANN in einem wesentlich späteren Zeitpunkte (fünftes Dezennium) aufzutreten pflegt.

Der Rückenmarkstumor schließlich kann durch das Überwiegen eines reinen motorischen Störbildes im Sinne einer Para- oder Tetraspastik einerseits bei der Myelopathie und die Myelographiebefunde anderseits ausgeschlossen werden.

4. Die Hilfsbefunde

Wesentlich mehr Bedeutung als bei der vasculären Myelopathie des höheren Lebensalters wird bestimmten Hilfsbefunden in den oben besprochenen Fällen zukommen. Diese sind:

I. *Die Liquoruntersuchung:* Die Pleocytose bzw. die Eiweißvermehrung im Liquor cerebrospinalis stellen sowohl bei der angiodysgenetischen nekrotisierenden Myelopathie als auch bei jenen Myelopathieformen, welche mit entzündlichen Veränderungen an den Gefäßen einhergehen, charakteristische Befunde dar. Der negative Queckenstedt sowie der quantitative und qualitative Ausfall der Eiweißproben des Liquors wird gegenüber einem Tumor spinalis eine Unterscheidung ermöglichen.

II. *Die Myelographie:* Die Kontrastmitteldarstellung des Rückenmarkkanals läßt vielfach das Vorhandensein angiodysgenetischer Veränderungen der Rückenmarksgefäße erkennen und mit dieser Methode die Diagnose sicherstellen. Ebenso wird die Myelographie die Unterscheidung gegenüber einem raumfordernden Prozeß des Spinalkanales ermöglichen.

Von den übrigen Hilfsbefunden kann bei spondylogenen Ursachen einer Myelopathie das Röntgenbild und die Myelographie diagnostisch weitere Hilfestellung geben.

Die Laboratoriumsbefunde — insbesondere das Blutbild — können im Falle einer Eosinophilie oder einer Leukozytose — bei der Panangiitis nodosa unterstützend wirken. In diesem Zusammenhang muß auch auf die Untersuchung der Nierenfunktion verwiesen werden.

Bei herz- und kreislaufkranken Patienten im Sinne von BARTSCH oder MADOW und ALPERS wird die internistische Untersuchungstechnik wichtige Hinweise für die Diagnose ergeben.

V. Zusammenfassung und Besprechung der klinischen Befunde

Rein klinisch lassen sich zwei große Gruppen von Erscheinungsbildern der vasculären Myelopathie charakterisieren:

1. Formen, welche Systemerkrankungen imitieren,
2. Formen mit mehr oder minder akut auftretenden Querschnittssyndromen.

Während die erste Gruppe mehr einen chronisch-progredienten Verlauf zeigt, finden sich in der zweiten Gruppe jene Fälle, welche akut oder subakut auftreten und ebenfalls einen chronischen oder auch schubweise progredienten Verlauf haben können. Finden sich in der ersten Gruppe jene Fälle am häufigsten, welche klinisch das Syndrom einer nucleären Amyotrophie oder aber auch einer spastischen Spinalparalyse bieten können, so ist das klinische Bild der zweiten Gruppe durch mehr oder minder komplette Querschnittsyndrome oder spastische Paraparese gekennzeichnet.

Bemerkenswert ist die Tatsache, daß der ersten Gruppe Sensibilitätsstörungen kaum eigen sind, während die zweite Gruppe Amyotrophien der oberen Gliedmaßen vermissen läßt. Das Syndrom der spastischen Spinalparalyse stellt zwischen diesen beiden Gruppen eine Art Bindeglied dar, wobei jeweils der Verlauf die Zuordnung zu der einen oder anderen Gruppe bestimmen wird.

Ein weiteres Kriterium ist noch die Krankheitsdauer. Während bei den chronischen Fällen Verläufe bis zu zehn Jahren charakteristisch sind, läßt die zweite Gruppe im allgemeinen eine Krankheitsdauer — insbesondere bei der Foix-Alajouanineschen Erkrankung — von zwei Jahren im Durchschnitt erkennen.

Hervorgehoben muß bei den klinischen Erscheinungsformen der ersten Gruppe auch der ascendierende Charakter der neurologischen Symptomatik werden. Er ist als besonders charakteristisch zu bezeichnen. In diesem Zusammenhang sei die fakultative Bulbärparalyse der Fälle der Gruppe 1 erwähnt.

Gegenüber anderen Rückenmarkserkrankungen läßt sich die Gruppe 2 besonders durch das apoplektiforme Auftreten unterscheiden. Wieweit dieser Begriff beibehalten werden soll, wird anhand der neuropathologischen Befunde zu erörtern sein. Der Begriff der spinalen Dekompensation könnte zur Charakterisierung der Akuität des Krankheitsbeginnes unter Umständen besser dienlich sein und auch patho-physiologische Momente mit berücksichtigen als der Begriff der spinalen Apoplexie.

Versucht man eine Gegenüberstellung der vasculären Myelopathie mit anderen Rückenmarkserkrankungen, um festzustellen, inwieweit vom klinischen Standpunkte her die vasculäre Myelopathie als eigenes Syndrom angesehen werden kann, so ergeben sich folgende Tatsachen.

Es wurden aus dem eigenen Krankengut 33 Fälle ausgewählt, welche Rückenmarkskrankheiten hatten, die jedoch nicht durch eine gefäßbedingte Schädigung verursacht waren.

Das *Erkrankungsalter* dieser Fälle lag zwischen 8 und 79 Jahren mit einem arithmetischen Mittel von 54 Jahren.

Die *Krankheitsdauer* dieser Fälle betrug im arithmetischen Mittel 1,6 Jahre, wobei die kürzeste Zeit ein Jahr und die längste 49 Jahre war.

Die *Symptomatik* bot bei 14 Fällen — oder 42,4% — eine Quadruparese und in neun Fällen — oder 27% — eine Paraparese.

Die Tonusverteilung im Sinne einer Spastizität oder eines schlaffen Tonus zeigte an der oberen Extremität ein Verhältnis zwischen spastisch und schlaff im Sinne von 13 : 4 und an der unteren Extremität von 16 : 15. Das Verhalten der Sehnenreflexe war entsprechend den Tonusverhältnissen, in dem bei 18 Patienten gesteigerte und bei 15 Patienten abgeschwächte oder fehlende Reflexe an den Extremitäten feststellbar waren.

Sensibilitätsstörungen konnten bei diesen 33 Fällen 27 mal erhoben werden.

Bezüglich der Symptomatik, der Krankheitsdauer und des Krankheitsbeginnes wurden die Beobachtungen auch statistisch zu erhärten und abzusichern versucht.

Durch die Statistik können bekanntlich zwei oder mehrere Gruppen mit verschiedenen Merkmalen untersucht und eventuelle Gesetzmäßigkeiten mathematisch definiert oder auf ihre Richtigkeit bzw. Häufigkeit überprüft werden. In der vorliegenden statistischen Untersuchung sollte eine Reihe klinischer Kriterien und Phänomene erfaßt werden, um sie statistisch abzusichern. Die Grenzen der Möglichkeit statistischer Untersuchungen werden dabei sichtbar, so daß trotz dieser wertvollen modernen Methode der Wert einer klinischen Beobachtung, Analyse und Wahrnehmung als Grundlage klinischer Diagnostik erneut unterstrichen wird.

Die angewandten statistischen Methoden waren der Chi-Quadrat-Test, das t-score-Verfahren bzw. die Errechnung des Korrelationskoeffizienten. Die letzte Methode ergibt dabei ein Kontingenzmaß und wird mit CC im folgenden bezeichnet werden [1].

1. Es wurde der Versuch unternommen, bei der vasculären Myelopathie die Veränderungen des Muskeltonus an der oberen und unteren Extremi-

---

[1] Für die wertvolle Unterstützung und Beratung bei der statistischen Bearbeitung sei Herrn Dr. L. AMBROZI herzlichst gedankt.

tät hinsichtlich einer etwaigen Gesetzmäßigkeit in ihrem Verteilungsmuster zu untersuchen. Wir hatten dabei die Frage Tonussteigerung — Tonusherabsetzung oder normaler Tonus im Auge. Ferner wurde geprüft, ob beispielsweise eine Tonussteigerung und Tonusherabsetzung an der oberen Extremität eine statistisch zu sichernde Gesetzmäßigkeit darstellen. Das bei der statistischen Berechnung sich ergebende Kontingenzmaß war nicht signifikant (CC = 0,098).

Daraus ergibt sich, daß keine gesetzmäßige Tonusverteilung mit statistischer Signifikanz vorhanden ist. Anders ausgedrückt: Die Veränderungen des Muskeltonus sind nicht krankheitsspezifisch sondern von der Schädigung eines bestimmten Bahn- oder Zellsystems — also von der topischen Lokalisation der Läsion — abhängig.

2. Der Zusammenhang zwischen einer Atrophie der kleinen Handmuskeln und einem Fasciculieren dieser Muskulatur entspricht einer Zufallswahrscheinlichkeit von 5% (r = 0,28). Dieser Wert ergibt eine Signifikanz. Das bedeutet, daß die Muskelatrophie der kleinen Handmuskeln und das Fasciculieren offenkundig in einer gesetzmäßigen Relation stehen. Daraus ergibt sich der Hinweis auf die Schädigung eines bestimmten nervösen Systems: Die Nervenzelle des Vorderhornes.

3. Der Vergleich der Veränderungen der Sehnenreflexe an den oberen und unteren Extremitäten ergab ähnliche Befunde wie bei den unter Punkt 1 genannten Untersuchungen. Steigerung der Reflexe, ihre Abschwächung oder normale Auslösbarkeit an der oberen oder unteren Extremität, zeigten kein statistisch signifikantes Kontingenzmaß (CC = 0,17).

Es ergibt sich aus diesem Befund, daß die Störung der Reflexauslösbarkeit keine krankheitsbedingte Ursache hat, sondern Ausdruck der Läsion eines bestimmten Bahn- oder Zellsystems des zentralen Nervensystems ist.

4. Eine statistische Untersuchung der Krankheitsverläufe der vasculären Myelopathie und anderer Rückenmarkserkrankungen wurde im t-score-Verfahren untersucht.

Zunächst wurde mit Rücksicht darauf, daß sich im eigenen Krankengut Fälle fanden, die als luetische Rückenmarksaffektion eingewiesen wurden, die Tabes untersucht.

Während die vasculäre Myelopathie eine durchschnittliche Krankheitsdauer von 60.2 Monaten hat, ergibt sich bei der Tabes eine solche von 254 Monaten. Das bedingt eine Zufallswahrscheinlichkeit von weit unter 1% (t = 3.96, df = 34). Es ergibt sich daraus, daß Krankheitsbilder, welche klinisch ein Hinterstrangsymptom erkennen lassen, durch die Krankheitsdauer in signifikanter Weise eine Differentialdiagnose zwischen Tabes und vasculärer Myelopathie ermöglichen.

Ein Vergleich der Erkrankungsdauer der vasculären Myelopathie mit der Vergleichsgruppe anderer Rückenmarkserkrankungen, ausgenommen der

Tabes, ergibt, daß die vasculäre Myelopathie eine längere Krankheitsdauer aufweist als die Vergleichsgruppe anderer Rückenmarkserkrankungen, beispielsweise Tumoren. Die Zufallswahrscheinlichkeit dieses Unterschiedes liegt ebenfalls unter 1% und ist daher als sehr signifikant zu bezeichnen.

Rückenmarkstumoren und vasculäre Myelopathie zeigen hinsichtlich der Krankheitsdauer ebenfalls Unterschiede. Während die Rückenmarkstumoren des eigenen Beobachtungsgutes eine mittlere Krankheitsdauer von 18 Monaten aufwiesen, hat die vasculäre Myelopathie eine solche von 60,2 Monaten. Daraus ergibt sich statistisch eine Zufallswahrscheinlichkeit von starker Signifikanz (t = 4,67, df = 9). Das heißt, der Unterschied zwischen der Krankheitsdauer der Rückenmarkstumoren und der vasculären Myelopathie zeigt eine statistisch signifikante Unterschiedlichkeit.

5. Das Erkrankungsalter der vasculären Myelopathie zeigt jedoch gegenüber anderen Rückenmarkserkrankungen in statistischer Hinsicht keine signifikanten Unterschiede. Dieses Ergebnis wird dadurch bedingt, daß beispielsweise Tumoren, aber auch die Tabes im gleichen Dezennium aufzutreten pflegen wie die vasculäre Myelopathie.

Auf die auch statistisch abgesicherte Unterschiedlichkeit gegenüber der myatrophischen Lateralsklerose wurde bereits bei der Differentialdiagnose der vasculären Myelopathie des höheren Lebensalters verwiesen. In diesem Zusammenhang müssen sieben Fälle unseres Krankengutes von myatrophischer Lateralsklerose erwähnt werden, welche entgegen der von HABERLANDT angeführten statistischen Untersuchungen zwischen dem 60. und 70. Lebensjahr begannen. Der Krankheitsverlauf dieser Patienten war hinsichtlich der Kürze der Krankheitsdauer und auch der bulbären Symptomatik weitgehend mit jenen klinischen Bildern identisch, wie sie bei der myatrophischen Lateralsklerose geläufig sind.

Die pathologisch-anatomische Untersuchung dieser Fälle ist ebenso wie die klinische Analyse noch nicht abgeschlossen bzw. infolge der Kleinheit dieser Gruppe nur sehr zurückhaltend zu verwerten. Immerhin drängt sich vom klinischen Standpunkte her die Überlegung auf, ob es sich bei diesen Krankheitsfällen nicht um Erscheinungsformen im Sinne einer „senilen myatrophischen Lateralsklerose" handeln könnte. Es wären dabei ähnliche Verhältnisse vorstellbar, wie sie jüngst von BIRKMAYER, HORNYKIEWICZ, JELLINGER und SEITELBERGER beim Parkinsonsyndrom beschrieben wurden.

Bei Berücksichtigung der klinischen und statistischen Fakten ergibt sich daß die vasculäre Myelopathie in ihrem klinischen Erscheinungsbild einerseits Systemerkrankungen imitieren kann, anderseits das Bild von mehr/minder akut auftretenden und mehr oder minder kompletten Querschnittssyndromen bietet. Dabei wird die Querschnittsymptomatik unter Umständen gewisse diagnostische Charakteristika haben, welche den Verdacht einer vasculären Myelopathie nahelegen. Zumindest wird rein klinisch bei der genannten Krankheitsbildern ein vasculäres Rückenmarksleiden vermutet werden können.

Das Hauptgewicht bei der Diagnose und Differentialdiagnose dieser Krankheitsbilder hat auf der Längsschnittbeobachtung zu liegen. Gleichzeitig wird damit die alte klinische Erfahrungstatsache neurologischer Diagnostik aufs Neue bestätigt, indem topische Diagnose und Artdiagnose die beiden Schritte neurologischer Diagnostik darstellen. Zum weiteren aber ergibt sich daraus die Bedeutung der Längsschnittbeobachtung für die Diagnosestellung.

Klinik und Statistik belegen eindeutig, daß die vasculäre Myelopathie von der myatrophischen Lateralsklerose, dem Rückenmarkstumor und der Multiplen Sklerose als den drei wichtigsten differentialdiagnostisch in Frage kommenden Spinalerkrankungen abgegrenzt werden kann.

Krankheitsverlauf, Krankheitsbeginn und Krankheitsdauer stellen dabei jene Merkmale dar, welche bei entsprechender Berücksichtigung die Pfeiler des differentialdiagnostischen und diagnostischen Denkens ergeben. Selbstverständlich können trotz allem die Dinge nicht immer so eindeutig auf der Hand liegen, so daß die Diagnose letztlich per exclusionem erfolgen muß.

Ein weiteres Ergebnis des Gesagten ist die Tatsache, daß unter den Rückenmarkserkrankungen die vasculäre Myelopathie ein eigenes Syndrom darstellt. Symptomatik, Krankheitsverlauf, Krankheitsbeginn und Todesart bilden ein charakteristisches Ganzes, welches sich auch unter Zuhilfenahme der Statistik von anderen spinalen Krankheitsprozessen abgrenzen läßt. Die klinische Definition dieser Krankheitsbilder könnte daher folgendermaßen gegeben werden: Die vasculäre Myelopathie ist eine vorwiegend im höheren Lebensalter auftretende Erkrankung des Rückenmarkes, welche klinisch das Bild der Pseudosystemerkrankung, der spastischen Paraparese und des akuten Querschnittssyndroms hervorrufen kann. Der Verlauf mit einer teils langsamen Progression und Chronizität einerseits, einem apoplektiformen und schubweisen Charakter anderseits, lassen schon von der Klinik her die Diagnose einer vasculären Ursache der Rückenmarksschädigung vermuten.

Die Symptomatologie zeigt an, daß sowohl graue als auch weiße Substanz in Mitleidenschaft gezogen ist. Die Symptomenkombination ergibt jedoch kein Muster, welches für eine Läsion in einem Rückenmarksareal spricht, das ernährungsmäßig einem bestimmten Gefäß, etwa der Arteria radicularis magna, zugeordnet ist.

Damit ergibt sich bezüglich der Gefäßsyndrome des Rückenmarkes folgende klinische Gliederung:

Als Oberbegriff hat die *vasculäre Rückenmarksschädigung* zu stehen. In ihrem Rahmen sind prinzipiell zwei Möglichkeiten einer gefäßabhängigen Schädigung des Rückenmarkes gegeben:

1. Der Rückenmarksinfarkt als Ausdruck einer Rückenmarksschädigung, welche durch den Ausfall eines großen, zuführenden arteriellen Gefäßes zustandekommt.

2. Die Myelopathie.

Dieses Einteilungsprinzip erscheint deswegen berechtigt, weil die Gefäßpathologie des Großhirns analoge Verhältnisse wie am Rückenmark kennt. Der Infarkt des Großhirns, die Encephalomalazie, ist Ausdruck eines Ausfalles eines großen, zuführenden Gefäßes. Der Verschluß, etwa einer Arteria cerebri media ist hier anzuführen, wobei dieser von einer diffusen Schädigung im Sinne einer Encephalopathie abgetrennt werden kann.

Das entscheidende und die beiden gefäßbedingten Parenchymschäden unterscheidende Kriterium ist, daß beim Verschluß eines großen zuführenden Gefäßes jenes Gehirngebiet geschädigt wird, welches dieses bestimmte Gefäß versorgt. Bei der Encephalopathie dagegen, kommt es zu einer diffusen Parenchymschädigung, welche wohl Beziehungen zu bestimmten Gefäßbezirken, nicht aber zu einem bestimmten großen Gefäßast oder Stamm hat. Konkret sei als Beispiel der Mediaverschluß einerseits, die BINSWANGERsche Encephalopathie anderseits angeführt und gegenübergestellt.

Am Rückenmark entspricht dieser Einteilung etwa der Verschluß der Arteria spinalis anterior oder einer Wurzelarterie in Gegenüberstellung zur Myelopathie. Die Erscheinungsformen vasculärer Rückenmarksschäden sind daher grundsätzlich in

1. Ein „Verschlußsyndrom“ mit nachfolgender Myelomalazie bzw. Infarcierung des Rückenmarkes und

2. die Myelopathie
zu unterteilen.

So wie im Großhirn sind die wesentlichen klinischen Unterscheidungsmerkmale auch hier, daß beim Verschlußsyndrom die Symptomatik durch jenes geschädigte Rückenmarksareal bedingt wird, welches hinsichtlich seiner Ernährung einem bestimmten zuführenden Gefäß zugeordnet ist. Bei der Myelopathie dagegen handelt es sich um mehrsegmentale Schädigungen, die sowohl die weiße als auch vor allem die graue Substanz betreffen und eine Zuordnung zu einem bestimmten zuführenden Gefäß in einer Gesetzmäßigkeit wie bei dem erstgenannten Syndrom nicht erkennen lassen.

In gewisser Hinsicht lassen sich jedoch zu den „Grenzzonen“ innerhalb der vertikalen und horizontalen Gliederung des Gefäßsystemes des Rückenmarkes Beziehungen herstellen.

Die statistische Untersuchung zeigte, daß der vasculären Myelopathie im Rahmen der Rückenmarkserkrankungen, insbesondere der gefäßabhängigen Rückenmarksschäden, eine bestimmte diagnostische Einordnung zukommt.

Weiters hat die statistische Bearbeitung gezeigt, daß dieser Methode Grenzen gesetzt sind. Dort, wo offenbar eine zu große Variationsbreite von Kombinationsmöglichkeiten klinischer Symptome besteht, ist die langjährige empirische Erfahrung als Grundlage für die Diagnosestellung unerläßlich. Diese Feststellung in einer Zeit der Technisierung und Mechanisierung ist vielleicht irgendwie unbefriedigend. Anderseits aber scheint dieses Ergebnis ein Hinweis dafür zu sein, daß auch heute noch der klinischen Beobachtung und Intuition eine besondere Bedeutung zukommt.

VI. Pathologisch - anatomische Befunde

Das morphologische Substrat der vasculären Myelopathie hat Jellinger zu gliedern versucht. Anhand des umfangreichen Materials des Neurologischen Institutes der Universität Wien sowie unter Mitberücksichtigung auch unseres Krankengutes, soferne es in früheren gemeinsamen Publikationen verwendet wurde, hat Jellinger folgendes Einteilungsschema vorgeschlagen:

1. Arteriosklerotisch — senile Myelopathie,
2. Vasculäre — zirkulatorische Myelopathie,
3. Myelopathien bei chronischer Meningitis und sekundärer Arteriitis,
4. Chronische Myelopathie bei obliterierenden Arteriitiden,
5. Vasculäre Myelopathien verschiedener Genese.

In dieser Gruppe finden sich Krankheitsbilder bei Läsionen am Rückenmark infolge Phlebitiden sowie beispielsweise bei Simmondsscher Kachexie und ähnliche Bilder (Seitelberger und Wanko).

Dieser Versuch einer morphologischen Klassifizierung zeigt, daß einerseits eine Differenzierung der Gewebsveränderungen möglich ist, anderseits, daß gewisse gemeinsame morphologische Züge den verschiedenen Myelopathieformen eigen sein müssen.

Wir selber sahen erstmals im Jahre 1955 solche Krankheitsbilder, welche bei der morphologischen Befundung Höhlenbildungen in den Vorderhörnern aufwiesen. In formaler Hinsicht boten sie Ähnlichkeiten mit jenen Fällen welche Kuttner (1928) beschrieben hatte. Folgt man der Einteilung von Jellinger, so wären solche morphologische Bilder der arteriosklerotischsenilen Myelopathie zuzuordnen.

Nach diesem kurzen Hinweis auf die Problematik eines Einteilungsprinzipes vom morphologischen Standpunkte her, soll, nachdem sich Jellinger diesbezüglich in seiner jüngsten Publikation eingehendst damit auseinandergesetzt hat, in die Besprechung der zu erhebenden Befunde eingegangen werden.

1. Makroskopisch

a) Körpersektion

Bei der Obduktion von 79 Fällen der chronischen progressiven Myelopathie des höheren Lebensalters fand sich 63mal eine schwere ausgeprägte Aortensklerose und allgemeine Gefäßsklerose. Dieser Befund ist deswegen besonders zu beachten, weil einerseits Veränderungen am Rückenmark im Sinne einer Myelopathie bei Aneurysmen der Bauchaorta beobachtet werden (THOMPSON, LAZORTHES, GARCIN u. a.), anderseits gelegentlich bei Lebzeiten röntgenologisch die Verkalkung der Bauchaorta nachweisbar ist.

Bei drei Fällen mit einer vasculären Myelopathie des höheren Lebensalters, welche eine schwere Sklerose der Bauchaorta boten, konnten in situ die Intercostalarterien frei präpariert und in ihrem Verlauf bis zum Eintritt in den Rückenmarkskanal verfolgt werden. Es fiel dabei auf, daß der Abgang der Intercostalarterien von der Aorta, zumindest an der Leiche in einem stumpfen Winkel erfolgt. Ferner schien bemerkenswert, daß die Intercostalarterien außer einer mäßigen Wandfibrose keine atheromatösen Einlagerungen aufwiesen, ein Befund, welcher im krassen Gegensatz zu den schweren atheromatösen bzw. sklerotischen Wandveränderungen der Bauchaorta steht. Der Abgang bzw. das Lumen des Abganges der Intercostalarterien von der Bauchaorta war jedoch oft infolge der beschriebenen Wandveränderungen der Aorta abdominalis hochgradig eingeengt.

Neben diesen besonders eindrucksvollen Befunden fanden sich im gesamten Herz-Kreislaufsystem Zeichen einer schweren Arteriosklerose. Entsprechend den schon klinisch festgestellten erhöhten Blutdruckwerten konnten auch an Herz und Nieren die entsprechenden Zeichen eines Hochdruckes sekundärer Natur beobachtet werden (40% der Fälle).

Cardiale Läsionen im Sinne einer schweren Myocardiopathie und Dekompensationszeichen mit Stauungsorganen waren ebenfalls bei der Obduktion nachweisbar.

In zehn Fällen fanden sich erheblichere Zeichen einer Spondylose der Wirbelsäule sowie Zeichen einer statischen Insuffizienz derselben im Sinne einer Kyphoskoliose.

b) Sektion des Zentralnervensystems

Am *Gehirn* lassen sich häufig kleinste Erweichungscysten vor allem in den Stammganglien nachweisen. In einem Fall fand sich eine ausgedehnte frische Encephalomalacie im Versorgungsgebiet der linken A. cerebr. post. Daneben kommen in mäßiger Ausprägung Zeichen einer diffusen Rindenatrophie zur Ansicht.

Die großen extracerebralen Gehirngefäße — insbesondere die A. basilaris und ihre Verzweigungen — zeigen mehr oder weniger ausgeprägte Stadien atheromatöser Wandveränderungen.

Das *Rückenmark* läßt an seinen extramedullären Gefäßen makroskopisch kaum irgendwelche Auffälligkeiten erkennen. Es fanden sich bei den eigenen Fällen weder ein Thrombus noch eine Embolie im Bereiche der A. spin. ant. oder post. Auch waren bei den eigenen Fällen makroskopisch an den Rückenmarksgefäßen keinerlei atheromatöse Wandveränderungen feststellbar. JELLINGER hat in seinem Material allerdings einige solche Fälle beobachten können. Das Rückenmark selbst ist häufig in quer-ovaler Richtung abgeplattet und verschmächtigt. Es kommt zu einem Einsinken der Vorderseitenstrangareale, welche zu rinnenförmigen Einziehungen an der Rückenmarksoberfläche führen. Das Rückenmark weist so eine Cenellierung wechselnder Intensität auf.

Bei Querschnitten durch das Rückenmark ist die charakteristische Rückenmarkszeichnung auf der Schnittfläche verwaschen, so daß die Abgrenzung zwischen grauer und weißer Substanz oft erheblich erschwert ist. In der grauen Substanz finden sich, oft schon makroskopisch sichtbar, kleinste Blutpunkte und Cystchen. Dieser Befund hat seine häufigste Lokalisation im Bereiche des Halsmarkes, wesentlich seltener im Brustmark und ganz selten im Lendenmark.

Die weiße Substanz quillt an der Schnittfläche meist etwas vor. Gelegentlich kann man schon makroskopisch Cystenbildungen erkennen, wobei die Topik dieser Veränderungen einer Grenzzone zwischen vorderer und rückwärtiger Spinalarterie entspricht. Die tiefen Abschnitte der Hirnstränge, aber auch die Basis des Hinterhornes können die Orte sein, wo die beschriebenen Veränderungen lokalisiert sind. Diese Veränderungen waren in jenen Fällen zu beobachten, welche sowohl klinisch wie auch pathologisch anatomisch die Zeichen einer arteriellen Hypertonie boten. Die Annahme einer Korrelation zwischen den Rückenmarksveränderungen und der arteriellen Hypertonie ist naheliegend.

Die geschilderten Veränderungen bezogen sich auf die Fälle der chronisch progredienten vasculären Myelopathie des höheren Lebensalters.

Bei den anderen Myelopathieformen — etwa bei Myelopathien infolge einer sekundären Arteriitis — werden sich chronisch-entzündliche Veränderungen an den Meningen nachweisen lassen.

Bei einer durch eine entzündliche Gefäßerkrankung hervorgerufenen Myelopathie — etwa bei einer Panangiitis nodosa — lassen sich in anderen Körperabschnitten bzw. an anderen Organen (Niere, Magen) ebenfalls entzündliche Gefäßveränderungen nachweisen. Auf die Möglichkeit eines bevorzugten Befalles der Rückenmarksgefäße im Rahmen einer Panangiitis nodosa haben vor allem JELLINGER und WECHSLER hingewiesen.

Bei der Myelopathia necroticans ist der makroskopische Befund durch die angiodysgenetischen Veränderungen der Rückenmarksgefäße gekennzeichnet. Die varicösen Erweiterungen und die schweren arteriellen Mißbildungen, vorwiegend im caudalen Rückenmarksabschnitt lokalisiert, sind eindrucksvolle und kaum übersehbare Veränderungen. Der Rückenmarksquerschnitt zeigt bei diesen Fällen cystische Nekrosen, welche oft den ganzen Querschnitt des Rückenmarkes einnehmen können (SCHOLZ, WECHSLER). MAIR und FOLKERT legen ebenso wie BLACKWOOD und HETZEL das Hauptgewicht bei den Gefäßveränderungen auf entzündliche und degenerative

Wandveränderungen der medullären Venen. In diesem Zusammenhange sei auf die besondere Bedeutung des Ergebnisses der Körpersektion bei jener Myelopathieform verwiesen, welche durch eine Phlebitis der Rückenmarksvenen zustande kommt. Entzündliche Veränderungen im Bereiche des Pfortaderkreislaufes oder schwere entzündliche Veränderungen im Brustraum etwa, werden für die ätiogenetische Abklärung der Phlebitis spinalis von Bedeutung sein. Bei entzündlichen Wandveränderungen der Rückenmarksvenen müssen auch luetische oder tuberkulöse Infektionen und ihre morphologischen Substrate berücksichtigt werden.

MARGULIS hat bei luetischen Gefäßwandveränderungen der Rückenmarksgefäße Phlebitiden der Rückenmarksvenen beobachtet und auch JELLINGER konnte bei der Durchsicht des Materials des Neurologischen Institutes der Universität Wien gleiche Befunde erheben.

HÖÖK und WILKINSON beschreiben bei der Obduktion von Myelopathien spondylogener Genese schwere spondylotische und osteochondrotische Veränderungen an der Wirbelsäule. Sie demonstrieren dabei eindrucksvoll Protrusionen der Bandscheiben, welche mechanisch die Zirkulation im Bereiche der Rückenmarksgefäße behindern. Bezüglich der Rolle der Ligamenta flava bei spondylogenen Myelopathien sei auf die Arbeit von BLACKWOOD und STOLTMANN noch verwiesen.

2. Mikroskopischer Befund

Das histopathologische Bild zeigt eine Vielfalt von Läsionsmustern. Es sei auf die Arbeiten von JELLINGER sowie GRUNER und LAPRESLE verwiesen, welche die ganze Skala der zur Beobachtung gelangenden histopathologischen Bilder darstellen. Die Einzelbeobachtungen klinischer Fälle mit pathologisch-anatomischen Befunden von KUTTNER, TESCHLER, SKINHOJ, SEITELBERGER und WANKO sowie van GEHUCHTEN und Mitarbeiter, KEPES und Mitarbeiter u. a. fügen sich zwanglos in die Gesamtdarstellung der Befunde ein[1]. Bei jenen Fällen, welche wir 1955 publizierten und die wir später gemeinsam mit JELLINGER veröffentlicht haben, war insoferne ein charakteristisches morphologisches Bild vorhanden, als es mit jenen klinischen Erscheinungsformen zu korrelieren scheint, welche eine Systemerkrankung im Sinne einer nucleären Amyotrophie imitieren.

Dieses morphologische Bild zeigt besonders an der grauen Substanz des Rückenmarkes die schwersten Veränderungen. Sie reichen von einer parenchymatösen Degeneration der Vorderhörner (Abb. 6) über eine spongiöse Degeneration (Abb. 7) bis zur ausgeprägten cystischen Nekrose (Abb. 8). Die cystischen Hohlräume sind meist optisch leere Lücken. Gelegentlich finden sich jedoch in ihnen metachromatisch anfärbbare Substanzen.

---

[1] Ebenso die Fälle von HUGHES und Mitarbeiter.

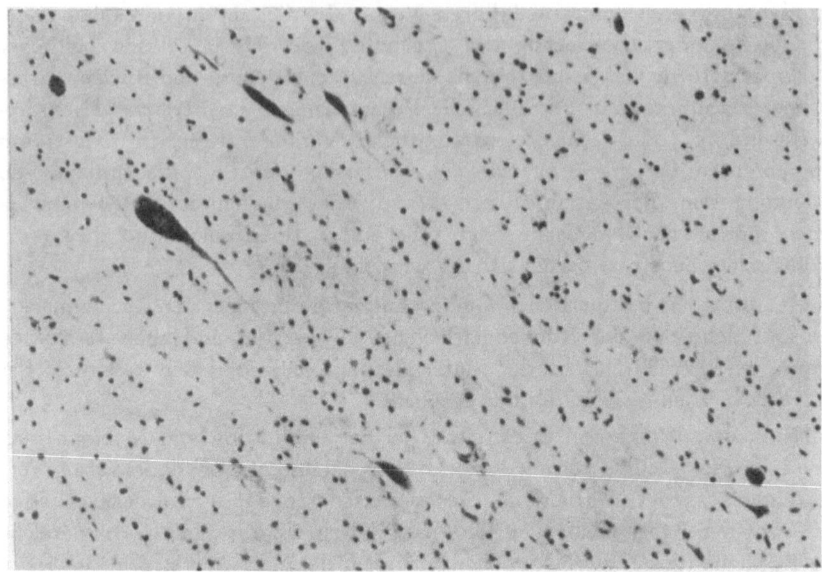

Abb. 6. Unteres Halsmark. Rarifikation und Atrophie der motorischen Neurone des Vorderhorns, geringe Astrocytenproliferation. Nissl-Toluidin. 160mal.

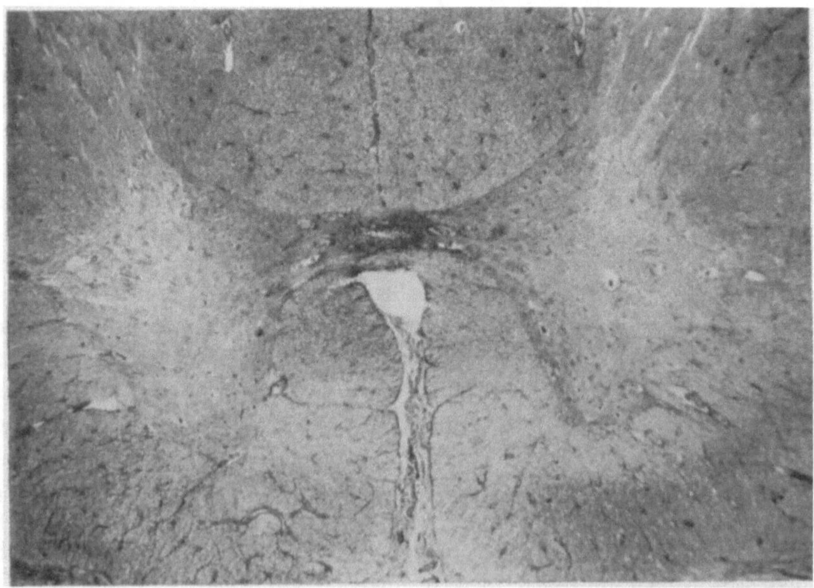

Abb. 7. Unteres Halsmark (Segment C 7), bilaterale, spongiöse Auflockerung der Vorderhörner. v. Gieson. 10mal.

Topisch liegen diese Cysten an der Basis des Vorderhornes und sind von mehr oder minder intakten Nervenzellelementen umgeben. Im eigenen Material ließen sich dabei kaum irgendwelche Abräumvorgänge im Bereiche der Cysten feststellen, während JELLINGER bei seinen akuten Fällen Abbauzeichen geringer Intensität beobachten konnte (einzelne Makrophagen).

Die erhaltenen Nervenzellen sind vielfach im Sinne einer vermehrten Lipofuscindepotbildung verändert bzw. lassen sich auch Schrumpfungsvor-

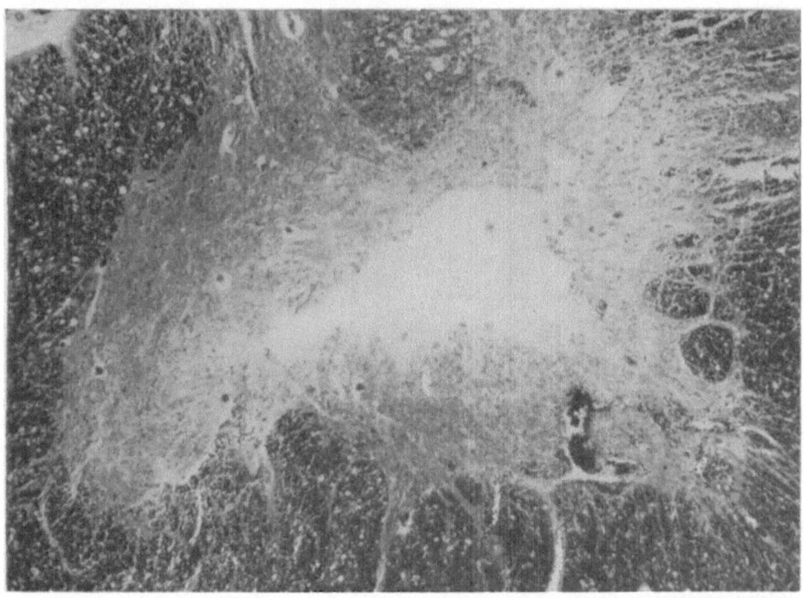

Abb. 8. Oberstes Brustmark (Segment D 1/2), cystische Nekrose im zentralen Vorderhornbereich. Rarifikation und Atrophie peripher von der Nekrose gelegener Nervenzellen. Heidenhain. 18mal.

gänge der Nervenzellen beobachten. Bei der parenchymatösen Degeneration kommt es lediglich zu einer numerischen Reduktion der vorhandenen Zellelemente.

Die gliöse Reaktion im Bereiche der Vorderhörner ist ohne bemerkenswerte Zeichen einer Proliferation von seiten der zelligen bzw. faserbildenden Glia.

Die weiße Substanz weist im Bereiche der tiefen Hinterstränge, etwa dem ventralen Hinterstrangfeld entsprechend, eine mäßiggradige Marklichtung auf. Die Randbezirke zeigen eine deutliche spongiöse Randschädigung, welche in ihrer Konstanz als charakteristisch zu bezeichnen ist. Abbauvorgänge an den Markscheiden bzw. an den markgeschädigten Gebieten lassen sich nicht nachweisen, wenn man von einer geringen, gelegentlichen

Rundzellenanhäufung an den radiär einstrahlenden Gefäßen absieht. Die gliöse Reaktion im Bereiche der weißen Substanz entspricht einer geringfügigen zelligen Proliferation ohne wesentliche Fasergliose (Abb. 9).

Die Veränderungen der weißen Substanz zeigen niemals eine systematische Anordnung oder betreffen bestimmte Strangsysteme. Der Gefäßbindegewebsapparat läßt im eigenen Material weder an den extra- noch intra-

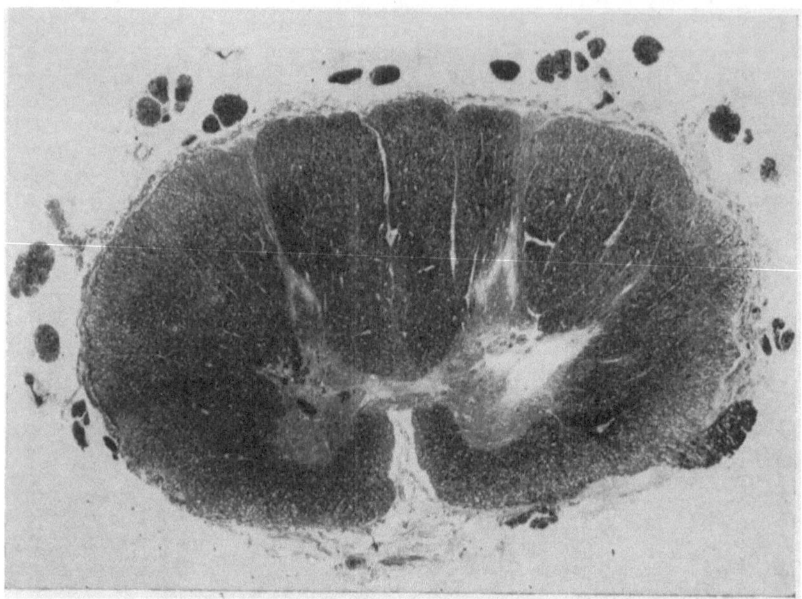

Abb. 9. Oberstes Brustmark (Segment D 2). Einseitige cystische Nekrose im zentralen Vorderhornbereich. Kleine, herdförmige Blutungen im contralateralen Vorderhorn. Mäßige Marklichtung der Randpartien und in tiefen Abschnitten des Hinterstranges. Heidenhain. 7mal.

medullären Gefäßabschnitten eine Atherombildung erkennen. Die Gefäßwandveränderungen entsprechen einer oft erheblichen Fibrohyalinose der extra- und intramedullären Gefäße. Insbesondere die intramedullären Gefäßabschnitte imponieren im Bereiche des Eintrittes der Sulco-commissural-Arterie als starre Gefäßrohre und zeigen erhebliche Wandverdickungen mit Einengung des Gefäßlumens. JELLINGER konnte allerdings in seinem Material an der A. spinalis anterior echte Atherombildungen beobachten. Häufig sind Gefäßpaketbildungen im Bereiche der intramedullären Abschnitte anzutreffen. Die geschilderten histopathologischen Veränderungen am Vorderhorn scheinen eine bestimmte Topik zu haben. Bei jenen 21 Fällen einer vasculären Myelopathie des höheren Lebensalters, welche gemeinsam mit JELLINGER 1962 publiziert wurden, konnte in der überwiegenden Zahl der Fälle die Läsion des Vorderhornes im Sinne einer spongiösen Degeneration bzw. cystischen Nekrose im Bereiche des mittleren und unteren Halsmarkes beobachtet werden. Die parenchymatöse Degeneration der Vorderhörner dagegen schien den Bereich unteres Halsmark — oberes Brustmark bevorzugt einzunehmen (Abb. 10). Diesen in einer Art Stichprobe erhobenen Befund konnte JELLINGER bei der Durchsicht eines wesentlich größeren Materials überprüfen und prinzipiell bestätigen.

Während die Myelopathie mit dem klinischen Syndrom der myatrophischen Lateralsklerose, bzw. nucleären Amyotrophie ein charakteristisches

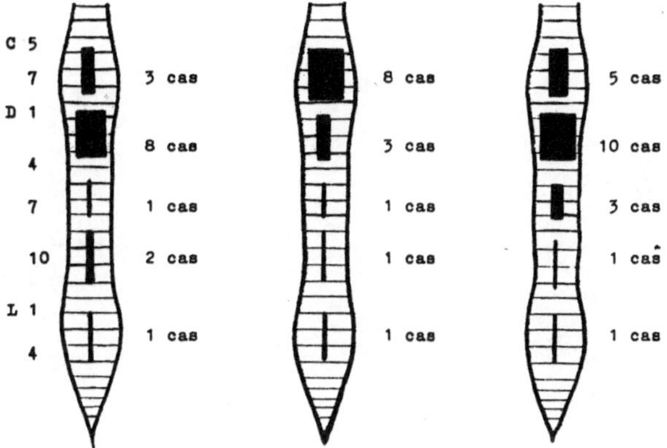

Abb. 10. Schematische Darstellung der Verteilung der verschiedenen Typen der Vorderhornläsion.

neuropathologisches Substrat aufweist, welches sowohl hinsichtlich Läsionsqualität als auch Topik besondere Merkmale erkennen läßt, ist die Zuordnung der anderen morphologischen Bilder zu den klinischen Syndromen und ihre Gliederung wesentlich schwieriger.

In einer Reihe von Fällen kommt es zu Nekrosen der weißen und grauen Substanz. Gelegentlich können diese morphologischen Bilder mit einer asymmetrischen Marklichtung vergesellschaftet sein, welche bevorzugt im Pyramidenseitenstrangareal auftreten kann. Die ischämischen Erweichungen entsprechenden Nekrosen sind in asymmetrischer Verteilung im zentralen Vorderhorngrau sowie an der Basis des Hinterhornes gelegen (JELLINGER) (Abb. 11). Schwere sekundäre Gefäßveränderungen im Sinne von Konvolutbildungen und erheblichen fibrohyalinotischen Wandveränderungen können dabei zur Beobachtung gelangen.

Diese Topik der Läsionen hat zunächst ZÜLCH bei Zirkulationsstörungen des Rückenmarkes beschrieben. GRUNER und Mitarbeiter teilten ähnliche Befunde mit und bestätigten im wesentlichen die ZÜLCHschen Ansichten. Die bevorzugte Lokalisation zentromedullärer Nekrosen in diesen Zonen bei den eigenen Fällen fügt sich hier zwanglos ein. Gemeinsam mit JELLINGER konnte eine Patientin beobachtet werden, welche klinisch lange Jahre unter der Diagnose einer Multiplen Sklerose gelaufen war. Die klinische Diagnose wurde vor allem wegen des schubweise-remittierenden Krankheitsverlaufes gestellt. Die Symptomatologie mit einer vorwiegend spastischen Paraplegie der Beine und Blasenstörungen ließ ebenso wie das relativ späte Erkrankungsalter der Patientin das Problem der Spätform der Multiplen Sklerose immer wieder erörtern. Zusätzlich hatte die Patientin schließlich noch eine arterielle Hypertonie. Der Exitus letalis erfolgte an einer Urämie.

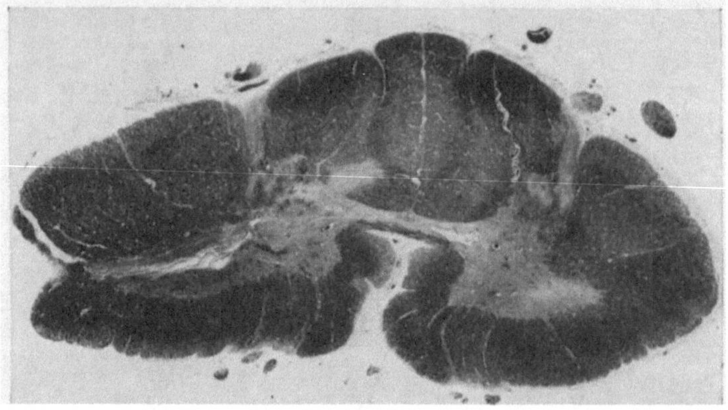

Abb. 11. Unteres Halsmark (Segment C 7/8). Höhlenbildung und Blutungen im Vorderhorn. Herdnekrosen in grauer und weißer Substanz. Heidenhain. 7mal.

Das morphologische Substrat entsprach einer mehrsegmentalen älteren inkompletten Querschnittsnekrose im unteren Hals- und oberen Brustmark. In den weniger betroffenen Dorsalsegmenten beschränkten sich die nekrotischen Veränderungen auf die zentralen Querschnittsbereiche im Sinne einer zentromedullären Nekrose (Abb. 12).

Solche Krankheitsbilder ordnet JELLINGER auf Grund des morphologischen Substrates den „vascocirculatorischen Myelopathien" zu.

WECHSLER hat bei chronischen Meningitiden mit sekundärer Angiitis ähnlich wie GRUNER und Mitarbeiter eine Schädigung der weißen Substanz beobachtet und dabei zwei Läsionsformen herausgestellt: Die Randentmarkung und die zentrale Markschädigung.

Auch bei entzündlichen, obliterierenden Arterienerkrankungen finden sich inkomplette Querschnittsnekrosen. WECHSLER sowie JELLINGER hatten dabei Gelegenheit, Fälle mit einem bevorzugten Befall der Rückenmarksgefäße bei Panangiitis nodosa zu beobachten. Das Gewebsbild ist durch eine marginale Randlichtung vorwiegend im Brustmark, sowie durch subtotale mehrsegmentale Myelonekrosen gekennzeichnet.

Hat es sich bei den bisher besprochenen morphologischen Bildern um Myelopathieformen gehandelt, welche infolge einer Störung des arteriellen Zuflusses zustande kommen, so werden die folgenden Bilder bei Erkrankungen von Arterien und Venen oder ausschließlich von Venen beobachtet.

Die angiodysgenetische nekrotisierende Myelopathie stellt dabei gleichsam ein Bindeglied zwischen rein arteriellen und rein venös bedingten Myelopathieformen dar. Seit der Erstbeschreibung des klinisch-morphologischen Bildes durch FOIX und ALAJOUANINE hat es einer Reihe von Jahren bedurft,

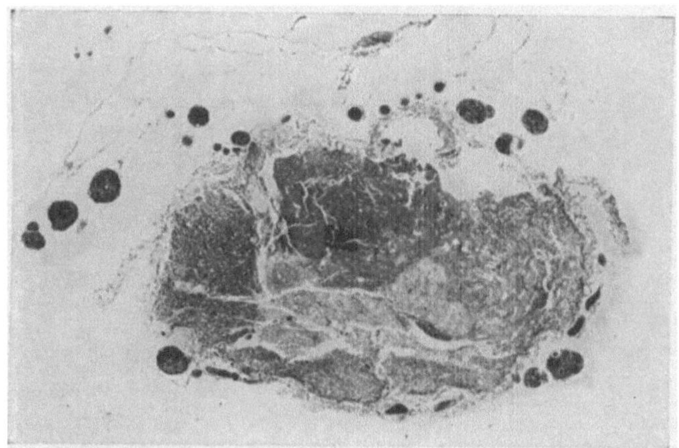

Abb. 12. Mittleres Brustmark (Segment D 6). Zentromedulläre Nekrose, vorwiegend im Grau, bei mehrsegmentaler Läsion (D 4 = D 6/7). Heidenhain. 7mal.

um die zur Beobachtung gelangenden Veränderungen am Rückenmark als nicht entzündlich zu charakterisieren. Die schweren Schäden der weißen Substanz, welche bis zur cystischen Marknekrose reichen, konnten durch SCHOLZ als Folge einer plasmatischen Infiltrationsnekrose abgeklärt werden. Auf die Rolle der dysgenetischen Gefäßveränderungen (SCHOLZ, BODECHTEL und ERBSLÖH) bei der angiodysgenetischen nekrotisierenden Myelopathie wurde bereits hingewiesen. Ebenso sei nochmals auf die entzündlichen Wandveränderungen der Venen bzw. auf die Übergänge zu einer Varicosis spinalis aufmerksam gemacht (GREENFIELD und TURNER, BLACK-WOOD, HETZEL, WEINGARTEN).

Die Frage, ob die angiodysgenetische Myelopathie als Mißbildung oder als Mißbildungskrankheit anzusehen ist, hat WECHSLER untersucht. Er kommt zu der Ansicht, daß die Venenveränderungen erst im späteren Leben entstanden sind und daß daher die FOIX-ALAJOUANINEsche Erkrankung als Mißbildungskrankheit aufzufassen ist. Auf das häufige Zusammentreffen einer angiodysgenetischen nekrotisierenden Myelopathie mit Störungen des Verschlusses des Neuralrohres hat jüngst BREDEMANN hingewiesen.

Die Myelopathie bei der Phlebitis bzw. Thrombophlebitis des Rückenmarkes wurde als cystische Nekrose der weißen Substanz von KULENKAMPFF
und MATHEIS beschrieben. Auch MAIR und FOLKERT haben ähnliche Befunde erheben können. Das Hauptgewicht der morphologischen Veränderungen liegt in der weißen Substanz. Hier kommt es teils zu spongiösen
Markschädigungen, welche umschrieben oder aber auch diffus auftreten kön-

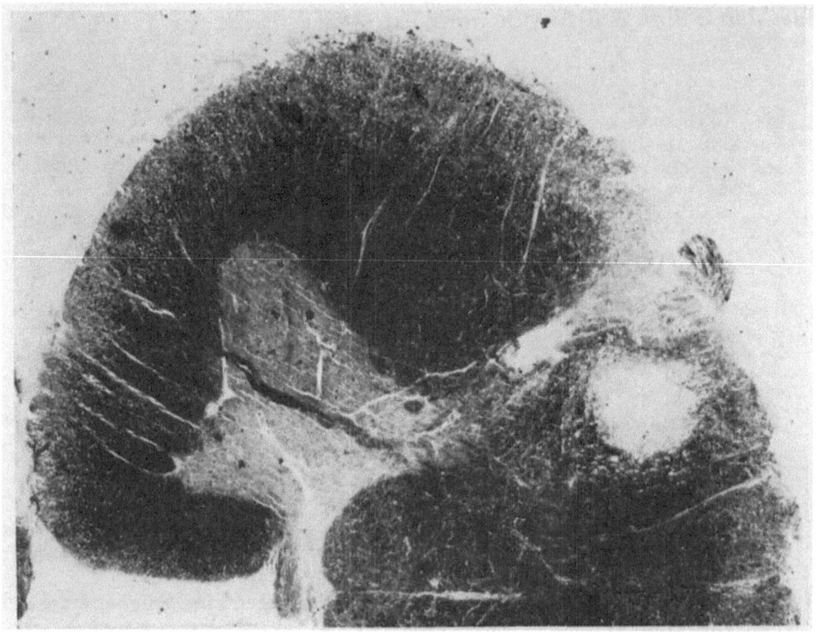

Abb. 13. Unteres Halsmark (Segment C 7/8). Cystische Marknekrose im Hinterstrang sowie Randentmarkung. Spielmeyer. 12mal.

nen, teils zu cystischen Marknekrosen. Die spongiösen Markschädigunger
haben dabei formal eine Ähnlichkeit mit jenen Veränderungen, wie sie be
Dekompressionskrankheit (HAYMAKER) oder auch bei spinalen Embolier
beobachtet werden können (FEIGIN und Mitarbeiter).

Die geschilderten Veränderungen der weißen Substanz stehen in topi-
scher Beziehung zu den veränderten Venen. Insbesondere thrombotische Ver-
schlüsse der Venen und cystische Marknekrosen zeigen eine eindeutige Zuordnung (NEUMAYER) (Abb. 13).

Das Venensystem ist in allen seinen Abschnitten in verschiedener Intensität von den entzündlichen Wandveränderungen betroffen. Charakteristiscl
ist die maschenartige Auflockerung der Venenwand, in welcher sich lympho-
zytäre Elemente anlagern (Abb. 14). Bei den Thromben handelt es sicl
häufig um Fibrinthromben mit beginnender zelliger Organisation. Intra

medullärer und extramedullärer Venenabschnitt sind befallen, doch scheinen die extramedullären Venenbezirke intensiver verändert zu sein. Gelegentlich sind auch Diapedeseblutungen im Rückenmark zu beobachten, welche sich an die Grenzzonen arterieller Zufluß — venöser Abfluß zu halten scheinen. Die Veränderungen an der grauen Substanz treten dagegen weitgehend zurück.

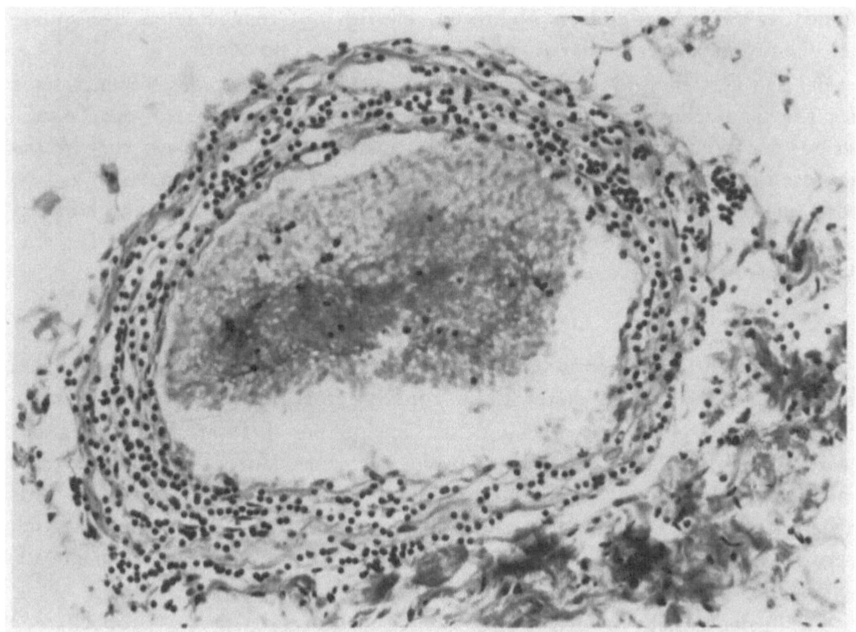

Abb. 14. Ventro-laterale Piavene. Maschenartige Auflockerung der Venenwand mit intramuraler, lymphozytärer Infiltration. v. Gieson. 120mal.

Die Topik der geschilderten Gewebsveränderungen läßt zu den Gefäßarealen des Rückenmarkes Beziehungen herstellen.

Bei der vasculären Myelopathie des höheren Lebensalters sind die Parenchymveränderungen vorwiegend in der grauen Substanz des Halsmarkes lokalisiert. Die Annahme einer Beziehung zu den Grenzzonen der vertikalen Gefäßterritorien des Rückenmarkes ist naheliegend. Insbesondere der Befall des mittleren und unteren Halsmarkes sowie des verlängerten Markes bei den Fällen mit Bulbärparalyse weisen auf das Gebiet der absteigenden Äste der A. vertebralis hin (JELLINGER).

Thorakaler und lumbaler Rückenmarksabschnitt scheinen dagegen von der angiodysgenetischen nekrotisierenden Myelopathie bevorzugt zu sein. Zu einer ähnlichen Ansicht kommt jüngst LOSACCO.

Die übrigen Myelopathieformen, insbesondere jene, welche bei einer spinalen Phlebitis in Erscheinung treten können, lassen eine solche Gliederung hinsichtlich der Topik nicht erkennen.

Für die Lokalisation der Gewebsveränderungen innerhalb des Rückenmarkes scheinen die horizontalen Versorgungsterritorien von Bedeutung zu sein. Bei der vasculären Myelopathie des höheren Lebensalters etablieren sich sowohl die Cysten des Vorderhornes, als auch die Gewebsläsionen im Sinne der zentromedullären Nekrosen, häufig in Grenzgebieten der spinalen Versorgungsbereiche der A. spinalis anterior und posterior.

Bei den Gewebsveränderungen infolge einer Erkrankung des Venensystems des Rückenmarkes ist der venöse Schenkel der Strombahn für die Lokalisation der Veränderungen maßgeblich. Insbesondere die cystische Marknekrose im Hinterstrangsbereich steht topisch mit der Thrombose der V. fiss. post. in enger Beziehung. Bei den vasculären Myelopathien des höheren Lebensalters spricht die marginale spongiöse Randlichtung ebenfalls für eine Abflußstörung des Venensystems.

3. Differentialdiagnose

In differentialdiagnostischer Hinsicht sind die Myelopathieformen des höheren Lebensalters in erster Linie von Systemerkrankungen abzutrennen.

Das Fehlen einer systemgebundenen Läsion bei diffuser Anordnung der Markschädigung lassen ebenso wie die cystische Vorderhornnekrose eine eindeutige Abgrenzung von einer myatrophischen Lateralsklerose zu. Daneben ist auch die fehlende gliöse Reaktion, insbesondere der praktisch negative Ausfall der Gliafaserfärbungen, ein weiteres differentialdiagnostisches Kriterium.

Der gelegentlich in den Pyramidenseitenstrangarealen zu beobachtende Lichtungsgrad der Markscheiden ist sehr gering und häufig mit ischämischen Nekrosen im Rückenmarksquerschnitt vergesellschaftet. Dieses Zusammentreffen von ischämischen Nekrosen mit fleckförmigen Marklichtungen ist einer echten Systemerkrankung nicht eigen. Die mehrsegmentalen subtotalen Querschnittsnekrosen müssen gegenüber den klassischen Verschlußsyndromen differentialdiagnostisch abgegrenzt werden. Hier ist besonders die Topik hervorzuheben, welche die vasculäre Myelopathie vom Verschlußsyndrom eindeutig abgrenzen läßt. Diese Topik ist bei der vasculären Myelopathie durch die Grenzzonen der Versorgungsgebiete der vorderen und rückwärtigen Spinalarterien gegeben, während bei den großen zuführenden Gefäßen — etwa der A. radicularis magna — das gesamte, von dieser Arterie versorgte Rückenmarksareal betroffen ist.

Die angiodysgenetische Myelopathie unterscheidet sich in differentialdiagnostischer Hinsicht von entzündlichen nekrotisierenden Myelitiden durch das Fehlen entzündlicher Zellinfiltrationen am Gefäßbindegewebsapparat des Rückenmarkes. Daneben sind die dysgenetischen Gefäßveränderungen ein wichtiges differentialdiagnostisches Merkmal. Die Gewebsveränderungen selbst entsprechen einer plasmatischen Infiltrationsnekrose und unterscheiden sich auch in dieser Hinsicht von einer entzündlichen demyelinisierenden Erkrankung. Was schließlich die Myelopathie bei den Thrombophlebitiden anlangt, so sind sowohl gegenüber den anderen Myelopathieformen, als auch bezüglich der angiodysgenetischen Myelopathie gewisse differentialdiagnostische Kriterien vorhanden.

Neben den Veränderungen der Venen sind es vor allem die Gewebsläsionen, welche eine Differentialdiagnose gestatten. Der Lückenherd bzw. die cystische Marknekrose sind offenbar durch ein seröses Oedem entstanden, während bei der angiodysgenetischen Myelopathie die Marknekrose infolge einer eiweißreichen, plasmatischen Infiltration des Gewebes hervorgerufen wird. Die ischämischen Nekrosen der weißen Substanz bei den vasozirkulatorischen und vasculären Myelopathieformen lassen die typischen Abräumvorgänge und gliösen Reparationsvorgänge in der weißen Substanz erkennen. Ebenso ist die Rückenmarkserweichung bei einem Verschlußsyndrom eines großen Rückenmarksgefäßes differentialdiagnostisch abzugrenzen.

Was schließlich noch die Lückenherde anlangt, so wäre rein formal eine Ähnlichkeit mit den Gewebsveränderungen bei der funiculären Myelose gegeben. Das Fehlen von Gefäßveränderungen bei der funiculären Myelose und die an bestimmte Strangsysteme gebundene Lokalisation der Lückenherde sind in differentialdiagnostischer Hinsicht zu berücksichtigen.

Somit kann vom Morphologischen her zwischen den einzelnen Myelopathieformen bis zu einem gewissen Grade eine Abgrenzung vorgenommen und auch eine Abtrennung der Gewebsveränderungen anderer, unter Umständen klinisch ähnlicher Krankheitsbilder gemacht werden. Dies gilt ebenfalls für die Syringomyelie, welche weder formal noch causal mit den cystischen Nekrosen des Vorderhornes einen Zusammenhang hat.

VII. Pathogenese

Bei der Diskussion der Pathogenese der vasculären Myelopathie wird im folgenden nur auf wesentliche Punkte eingegangen. Im übrigen sei auf die eingehende Erörterung der formalen und causalen pathogenetischen Faktoren bei JELLINGER verwiesen.

Art der Parenchymschädigung und Läsionstopik sind die beiden Hauptangelpunkte, welche auf Grund von gemeinsam mit JELLINGER angestellten Untersuchungen, aber auch nach den Ergebnissen von JELLINGER, GARCIN und Mitarbeiter sowie GRUNER, ZÜLCH, KALM u. a. einen Hinweis ergeben, daß die Art der Blutversorgung des Rückenmarkes bei dem Zustandekommen der Gewebsveränderungen eine wesentliche Rolle spielt.

Während die Grenzzonen der vertikalen Gefäßbezirke für die Höhenlokalisation der Parenchymschäden, wenn auch nur eine bedingte Rolle spielen, scheint die Übereinstimmung zwischen Lokalisation des Gewebsschadens und horizontalem Gefäßterritorium eine engere Beziehung zu haben.

Die Anordnung der ischämischen Nekrosen im Rückenmarksquerschnitt, die Parenchymschädigung der grauen Substanz im Vorderhornbereich, liegen prinzipiell in Grenzgebieten zwischen den Irrigationsbezirken der A. spin. ant. und A. spinal. post. Welche zusätzlichen Gefäßterritorien und Grenzen noch zu berücksichtigen sind, hat JELLINGER eingehend ausgeführt, weshalb auf seine entsprechende Publikation verwiesen wird. Das Auftreten einer zentromedullären Nekrose kann dabei ebenfalls beobachtet werden.

Im wesentlichen hat die Lehre von M. SCHNEIDER von der „Letzten Wiese" im großen Rahmen auch für die Pathogenese der vasculären Myelopathie ihre Bedeutung. Auf die Varietät der Zuflüsse zu den vertikalen Versorgungsbezirken des Rückenmarkes und die daraus sich ergebenden pathogenetischen Schlußfolgerungen hat JELLINGER besonders aufmerksam gemacht. Dadurch ist auch die Differenz in den Angaben der Höhe der Grenzzonen der einzelnen Längsgefäßbezirke in den Arbeiten von ZÜLCH, sowie CLEMENS und v. QUAST zu erklären.

Das Gewebsbild selbst mit der praktisch reaktionslosen Ausbildung einer parenchymatösen Vorderhorndegeneration bis zur cystischen Nekrose spricht für die langsame und protrahierte Mangeldurchblutung und O_2-Mangelernährung der besonders sauerstoffempfindlichen grauen Substanz. JELLINGER hat diese Form der Gewebsveränderungen als „Rarifikationsnekrose" aufgefaßt. Für ihr Zustandekommen postuliert er eine Schädigung, welche nicht nur die Nervenzellen, sondern auch gewisse Anteile der Glia betrifft (partielle, subtotale Nekrose). Das Zusammentreffen der Rarifikationsnekrose mit dem klinischen Bild der vasculären Myelopathie des höheren Lebensalters spricht aber auch dafür, daß offenbar noch andere als die genannten pathogenetischen Faktoren eine Rolle spielen müssen. Es ist naheliegend und nach den experimentellen Untersuchungen von v. HARREVELD und Mitarbeiter, GELFAN und Mitarbeiter, SCHADÉ u. a. gesichert, daß dieselben Stoffwechselbedingungen an den Nervenzellen des Rückenmarkes vorherrschen wie an jenen des Großhirnes. Die Ansichten von M. SCHNEIDER, SCHADÉ u. a. über die Bedeutung der Sauerstoffzufuhr für die Nervenzelle lassen sich ebenso wie die Ansichten von BERNSMEIER und GOTTSTEIN über die Bedeutung des Glukose- und Eiweißstoffwechsels für die Nervenzellen zwanglos auch auf die Rückenmarksverhältnisse übertragen. Man wird daher für das Zusammentreffen der Rarifikationsnekrose mit dem klinischen Bild der vasculären Myelopathie des höheren Lebensalters pathogenetische Momente berücksichtigen müssen, welche im Zellstoffwechsel der Zelle selbst gelegen sind.

Die spongiöse Markschädigung im Bereiche der Randzone des Rückenmarkes bei der progressiven Myelopathie des höheren Lebensalters spricht für eine oedematöse Genese, wobei offenbar den drainierenden Venen für das Zustandekommen dieser Läsion Bedeutung zukommt. Ähnliche Verhältnisse finden sich bekanntlich bei vasculären Myelopathien bei sekundären Arteriitiden im Rahmen einer chronischen Meningitis, welche über Schädigungen der Vaso-corona zu thorakalen Randentmarkungen führen.

Die Rolle der Gefäßveränderungen bei dem Zustandekommen der Gewebsläsionen ist dahingehend zu diskutieren, daß an sich die Gefäßveränderungen im Rückenmark selbst lediglich eine oft exzessive Fibrohyalinose erkennen lassen. Erschwerte Zirkulationsbedingungen sind durch diese Gefäßwandveränderungen naheliegend. Atheromatöse Wandveränderungen finden sich dagegen relativ gering im Bereich der intramedullären und extramedullären Rückenmarksgefäße. JELLINGER konnte an seinem Material die Seltenheit höhergradiger Arteriosklerose der Rückenmarksgefäße gegenüber anderen Gefäßprovinzen nachweisen. Die Tatsache, daß eine lokale Abhängigkeit der Gewebsläsion von den Wandveränderungen der Spinalgefäße kaum besteht, läßt den Schluß zu, daß der Hauptsitz der Gefäßwandveränderungen im extraspinalen Gefäßsystem zu suchen ist. In diesem Sinne ergeben sich ähnliche Verhältnisse für das Rückenmark wie sie von YATES und HUTCHINSON für das Großhirn beschrieben wurden. Allerdings diskutiert bereits LEWANDOVSKI in seinem Handbuchartikel ähnliche pathogenetische Momente für das Zustandekommen von Rückenmarksläsionen vasculärer Genese. Schließlich haben noch PHILIP und OBERTHÜR für das Zustandekommen von Höhlenbildungen in der grauen Substanz extramedulläre bzw. extraspinale Prozesse verantwortlich gemacht.

Die einzelnen Faktoren für die causale Pathogenese der Läsionen des Rückenmarkes bei der vasculären Myelopathie liegen nach Jellinger in einem multifaktoriellen Geschehen. Jellinger denkt dabei an eine Reduktion der arteriellen Blutversorgung des Rückenmarkes infolge Blutdruckabfall, Erhöhung des lokalen Gefäßwiderstandes und Kombination mehrerer dieser Faktoren. Hervorzuheben ist, daß nach Meinung von Bodechtel, Becker und Hess sowie Bartsch und Mitarbeiter eine Abhängigkeit der Spinalzirkulation vom Blutdruck bzw. vom Allgemeinkreislauf und der Herzaktion besteht. Die experimentellen Untersuchungen von Molnar sprechen dabei für eine druckpassive Regulation der Spinaldurchblutung, welche analog jener des Großhirns ist.

Berücksichtigt man die Tatsache, daß bei den Patienten mit einer vasculären Myelopathie des höheren Lebensalters sowohl Störungen der Herz-Kreislauffunktion in klinischer und pathologisch-anatomischer Sicht vorhanden waren, ferner daß auch mechanische Momente im Sinne von Wirbelsäulenveränderungen (Spondylopathien, Haltungsanomalien) nachgewiesen werden konnten, so finden prinzipiell jene geforderten pathogenetischen Momente Jellingers eine Bestätigung. Das Zusammenspiel der einzelnen Faktoren ist jedoch von der Morphologie und auch von der Klinik her schwer überschaubar, so daß eine Abgrenzung des Stellenwertes des einzelnen Faktors kaum möglich ist. Das Zusammenspiel der genannten pathogenetischen Faktoren ist aber offenkundig die Voraussetzung für das Zustandekommen der charakteristischen morphologischen Bilder der vasculären Myelopathie des höheren Lebensalters. Die Frage, weshalb nicht alle Menschen im höheren Lebensalter eine solche vasculäre Myelopathie bekommen, kann nach dem Gesagten vorläufig noch nicht schlüssig beantwortet werden.

Bei jenen Fällen, welche klinisch zu Querschnittssyndromen oder spastischen Paraparesen führen, ist das morphologische Substrat der Klinik nicht so eindeutig zu korrelieren. Als Ausdruck einer zirkulatorischen bzw. vasculären Schädigung des Rückenmarkes finden sich hier Nekrosen der grauen und weißen Substanz bzw. zentromedulläre Nekrosen. Gelegentlich können auch Marklichtungen auftreten, welche asymmetrisch, in einer gewissen Bevorzugung, das Pyramidenseitenstrangareal betreffen. Ihr Zustandekommen ist im wesentlichen ebenfalls als multifaktoriell anzusehen. Die verschiedenen, zur Diskussion stehenden Möglichkeiten funktioneller und organischer Gefäßschäden hat Jellinger eingehend dargelegt. Auf seine Ausführungen wird verwiesen.

Bei jenen Myelopathieformen, welche durch eine Erkrankung des Venensystems zustandekommen, spielt eine vertikale Gliederung des Venensystems für die Pathogenese offenkundig keine Rolle. Nach Clemens und v. Quast, aber auch nach Jellinger stellt das Venensystem eine kontinuierliche Abflußkette von der Schädelbasis bis in das kleine Becken dar. Die enge Verbindung des intraspinalen Venensystems mit den Plexus venosi ergeben dabei umfangreiche „Stauräume" zur Regulierung der venösen Drainage. Diese nimmt in caudaler Weise kontinuierlich an Intensität bzw. in haemodynamischer Hinsicht zu.

Die Bedeutung einer gestörten Gewebsdrainage wurde zuerst von ORTHNER am Großhirn herausgestellt. Bei Methylalkoholvergiftungen kommt es am Großhirn zu cystischen Nekrosen, welche im Grenzgebiet zweier venöser Drainagebezirke des Gehirnes liegen. STOCHDORPH hat dieses Konzept ORTHNERs zur Deutung der Wirbelbildungen der Markscheiden im Hinterstrangbereich herangezogen. Wir haben uns dieser Meinung angeschlossen und die serösen bzw. Oedemnekrosen bei den Phlebitiden des Rückenmarkes in dieser Weise gedeutet. Die Annahme, daß ähnlich der „Letzten Wiese" bei den arteriellen Störungen im Sinne von ZÜLCH ein „erster Sumpf" bei den Drainagestörungen für die Läsionstopik eine Rolle spielt, kann bezüglich des Venensystems nicht angenommen werden. Lediglich die Zunahme der Intensität der venösen Abflüsse scheint eine gewisse Rolle spielen zu können. Dagegen dürfte im Rückenmarksquerschnitt zwischen den Territorien der ventralen und dorsalen Drainagebezirke eine „fragile Zone" liegen (SUH und ALEXANDER, GRUNER und LAPRESLE), die nach Meinung JELLINGERs in etwa einer Grenzzone bzw. einem „Sumpf" entspricht.

Die Lokalisation der Veränderungen im Hinterstrangbereich bei Fällen mit spinaler Phlebitis fügt sich zwanglos in dieses Konzept ein.

Die angiodysgenetische Myelopathie ist hinsichtlich ihrer Gewebsveränderungen als plasmatische Infiltrationsnekrose charakterisiert (SCHOLZ). Ähnlich wie bei den venösen Myelopathien spielen auch hier Zirkulations- und Schrankenstörungen in der Pathogenese eine entscheidende Rolle. Die Gefäßmißbildungen stellen dabei eine weitere pathogenetische Komponente von grundlegender Wirksamkeit dar. Die Tatsache, daß die häufigste Lokalisation der Gewebsveränderungen bei der angiodysgenetischen Myelopathie in den caudalen Abschnitten angetroffen wird, könnte im Rahmen der Konzeption ORTHNERs vom „ersten Sumpf" zur Diskussion gestellt werden. Eine andere Möglichkeit eines pathogenetisch wirksamen Faktors stellt die enge Beziehung der angiodysgenetischen Myelopathie mit dem dysraphischen Symptomenkomplex dar, worauf BODECHTEL und ERBSLÖH, HETZEL und in jüngster Zeit BREDEMANN aufmerksam gemacht haben. Die Verschlußstörung des Medullarrohres hat dabei ihre bevorzugte Topik in caudalen Rückenmarksabschnitten.

Bei der Besprechung pathogenetischer Faktoren muß auch das Experiment erwähnt werden. Ausschaltungsversuche gewisser zuführender spinaler Gefäße wurden seit geraumer Zeit angestellt. Es ist JELLINGER zuzustimmen, wenn er ihre Ergebnisse bei der Übertragung auf die Humanpathologie nur mit größter Zurückhaltung fordert. Immerhin zeigt sich, daß das Rückenmarksgrau eine besondere Sauerstoffempfindlichkeit besitzt, wobei das Schädigungsmuster im Tierversuch als recht charakteristisch zu bezeichnen ist. Die Nahtstelle zwischen ventralem und dorsalem Stromgebiet stellt dabei jene Rückenmarkspartie dar, deren Vulnerabilität am größten ist. Nach den Untersuchungen von v. HARREVELD und Mitarbeitern sowie durch die histologischen Untersuchungen von GELFAN und Mitarbeitern sowie durch die quantitativ cytometrischen Befunde von SCHADÉ, v. HARREVELD und SCHADÉ ergibt sich, daß die kleinen Interneurone der Zona intermedia und der Hinterhornbasis wesentlich stärker O_2-mangelempfindlich sind als die großen Motoneurone und daß erst dann die übrigen zelligen Elemente der grauen und der weißen Substanz geschädigt werden. Zu erwähnen sind auch die Untersuchungen von TURREEN, der bei seinen Aortenabklemmungsexperimenten zeigen konnte, daß klinischer Ausfall und morphologisches Substrat im histologischen Bild inkongruent sind. Chemische Untersuchungen mittels Veraschungsmethode konnten dagegen Änderungen des Jonenmusters des Mineralstoffwechsels der Ganglienzellen objektivieren.

Diese kurze Übersicht experimenteller Ergebnisse leitet zur Erörterung der Pathogenese jener Fälle über, welche durch einen schubweisen progredienten oder apoplektiformen Verlauf gekennzeichnet sind. Solche Krankheitsbilder werden klinisch häufig als Spinalapoplexie bezeichnet, worüber erst jüngst REISNER publizierte. Diese vom klinischen her getroffene Bezeichnung findet in den morphologischen Untersuchungen des eigenen Materials keine Bestätigung, weil eine echte Rhexisblutung bei diesen Fällen nie beobachtet werden konnte. Vielmehr haben diese plötzlich auftretenden vasculären Spinalsymptome sowohl klinisch wie auch pathologisch-anatomisch Beziehungen zur vasculären Myelopathie gehabt. Sie ließen sich dabei zumindest klinisch erst in ihrem weiteren Verlauf von den klassischen Gefäßsyndromen des Rückenmarks abtrennen.

Der bereits im klinischen Abschnitt besonders instruktive Fall hat die Annahme einer Rückenmarksdekompensation nahegelegt. Die experimentellen Befunde zeigen ebenso wie die physiologischen Untersuchungen, daß bei pathologischen Kreislaufverhältnissen die Annahme von Dekompensationsvorgängen am Rückenmark durchaus gerechtfertigt ist. Schließlich darf hier nochmals auf die prinzipielle Gleichartigkeit der Stoffwechselbedingungen für die Nervenzelle im Gehirn und Rückenmark verwiesen werden. Eine solche Betrachtungsweise legt es zwangsläufig nahe, den früher gebräuchlichen klinischen Begriff der Spinalapoplexie zugunsten der spinalen Dekompensation aufzugeben. Eine weitere Stütze findet diese Konzeption von klinischer Seite her in den Befunden und Ansichten von BARTSCH sowie BARTSCH und HOPF. Die Beobachtung von mehr/minder flüchtigen Querschnittsymptomen sensibler Art bei Herz- und Kreislaufkranken in verschiedenem Lebensalter sowie das Vorhandensein einer reversiblen, im EMG nachweisbaren Paraspastik legen bei der Diskussion ihrer Pathogenese ein funktionelles Geschehen nahe. Insbesondere die Reversibilität dieser Erscheinungen, auf die BARTSCH besonders verwies, stellt eine wichtige Stütze für das Konzept der spinalen Dekompensation dar.

Man kann also zusammenfassend sagen, die vasculäre Myelopathie stellt in causal-pathogenetischer Hinsicht ein multifaktorielles Geschehen dar. Sauerstoffempfindlichkeit der grauen Substanz, Zirkulationsstörungen im Bereiche des allgemeinen Kreislaufes mit ihren Auswirkungen auf die Zirkulationsverhältnisse in den horizontalen Gefäßbezirken des Rückenmarkes, mechanische sowie Wandveränderungen der Rückenmarksgefäße bzw. ihrer Zuflüsse und im Zellstoffwechsel selbst gelegene Störfaktoren stellen einen Komplex dar, welcher hinsichtlich des Stellenwertes der einzelnen Faktoren zumindest derzeit schwer übersehbar ist. Die Klinik und Morphologie kann augenblicklich nur den Hinweis darauf geben, daß für das Geschehen der vasculären Myelopathie gerade die Komplexizität der pathogenetischen Vorgänge von besonderer Bedeutung ist. Es wird weiterer klinischer, morphologischer und auch experimenteller Untersuchungen bedürfen, um hier exaktere Aussagen machen zu können als bisher. Eine klare Korrelation zwischen Morphologie und Pathogenese läßt sich nur insoweit erarbeiten, als die chronische Zirkulationsstörung bei der vasculären Myelopathie des höheren Lebensalters und die Rarifikationsnekrose im Sinne JELLINGERS auf bestimmte pathogenetische Gesetzmäßigkeiten hinweisen. Bei der angiodysgenetischen nekrotisierenden Myelopathie findet sich insoferne eine ähnliche Situation, als Gefäßmißbildung, Art der Gewebsläsion und Topik zusammen mit der Klinik in pathogenetischer Hinsicht eine charakteristische Konstellation bestimmter Faktoren darstellen.

Schließlich konnte noch die akute Verlaufsform bzw. die schubweisen progredienten Verläufe der vasculären Myelopathie pathogenetisch dahingehend präzisiert werden, als der Begriff der spinalen Dekompensation eingeführt wird. Seine prinzipielle Bedeutung für das akute Geschehen in der Kreislaufpathologie des Rückenmarkes, verbunden mit seiner, insbesonders von BARTSCH beobachteten Reversibilität, wurde dargelegt.

VIII. Diskussion und Korrelation der klinischen und morphologischen Befunde

Bei dem Versuch, klinisches Bild und morphologisches Substrat zu korrelieren, ist zunächst festzustellen, daß zwei klinische Syndrome jeweils ein charakteristisches morphologisches Bild haben.

1. Die vasculäre Myelopathie des höheren Lebensalters.
2. Die angiodysgenetische nekrotisierende Myelopathie.

ad 1.: Jene Formen der progressiven vasculären Myelopathie, welche das Syndrom der nucleären Amyotrophie bzw. der myatrophischen Lateralsklerose imitieren, klinisch also als Pseudosystemerkrankungen imponieren, haben als morphologisches Substrat die schwere Schädigung der grauen Substanz im Sinne der Rarifikationsnekrose JELLINGERs und die spongiöse Marklichtung der Randzone der weißen Substanz aufzuweisen. Die Topik der geschilderten morphologischen Veränderungen läßt sich dabei insoferne mit dem klinischen Syndrom korrelieren, als die klinische Symptomatik mit dem Halsmarkbefall übereinstimmt, wobei zusätzlich noch auf die bevorzugte Lokalisation der neuropathologischen Veränderungen im Cervicalabschnitt verwiesen sei.

ad 2.: Die charakteristische Symptomatik mit der zuerst spastischen, später schlaffen Paraparese der Beine bzw. mit der dissoziierten Sensibilitätsstörung, ist mit den nekrotischen Veränderungen des Rückenmarkquerschnittes im Sinne der plasmatischen Infiltrationsnekrose (SCHOLZ) und den dysgenetischen Veränderungen vorwiegend venöser Natur korreliert (BLACKWOOD, HETZEL, MAIR und FOLKERT, BODECHTEL und ERBSLÖH).

Zwischen diesen beiden polaren Krankheitsbildern liegt im breiten Spektrum das klinische Bild und die morphologischen Befunde der anderen Myelopathieformen. Es läßt sich also aus der Klinik allein ein eindeutiger Schluß auf die Morphologie nicht ziehen, sondern das klinische Bild mit seinem charakteristischen Verlauf, dem Imitieren einer Systemerkrankung oder aber eines mehr/minder kompletten sensomotorischen Querschnittsyndroms wird in vielen Fällen ein Gefäßgeschehen im großen Rahmen vermuten lassen. Es ergibt sich daher die klinische Notwendigkeit, die Diagnose einer vasculären Myelopathie per exclusionem zu stellen. Die Wichtigkeit der Längsschnittbeobachtung als diagnostisches Hilfsmittel bzw. differentialdiagnostisches Kriterium ist besonders hervorzuheben.

Das morphologische Bild dagegen läßt — wie dies JELLINGER anhand eingehender Untersuchungen eines repräsentativen Materials von gefäßbedingten

Rückenmarksschäden gezeigt hat — eine entsprechende Gliederung zu. Dem Morphologen ist es auch anhand des Verteilungsmusters der Rückenmarksveränderungen möglich, zwischen dem Gefäßsyndrom im engeren Sinn und der Myelopathie schärfer zu unterscheiden, als dies unter Umständen durch die klinische Symptomatik allein möglich ist. Beginn und Verlauf können jedoch bei einiger Erfahrung auch dem Kliniker in gewissem Grade eine solche Abtrennung möglich machen.

Versucht man nun die klinischen Symptome mit den zur Beobachtung gelangenden Gewebsbildern zu korrelieren und die daraus sich ergebenden pathogenetischen Vorgänge abzuleiten, so ist zunächst die progressive Myelopathie des höheren Lebensalters zu besprechen.

Für den Kliniker ist von besonderem Interesse die Frage aufzuwerfen, inwieweit der morphologische Befund die Tatsache der klinischen Imitation einer Systemerkrankung erklärt.

Die Rarifikationsnekrose stellt nach JELLINGER das Endergebnis einer langsamen und protrahierten Hypoxie dar, welche letztlich zu einem Zugrundegehen sämtlicher Bauelemente der grauen Substanz führt. NEUMAYER hat seinerzeit (1955) die morphologischen Veränderungen als eine Art Status cribrosus des Rückenmarkes aufgefaßt.

Bemerkenswert ist, daß die Halsmarksanschwellung mit ihrer besonderen Vulnerabilität gegenüber O_2-Mangel am häufigsten befallen ist.

Daraus ergibt sich, daß der klinische Befund von neurogenen Atrophien der oberen Extremität mit dem Befall der Cervicalregion in Übereinstimmung steht, indem das punctum maximum der Gewebsveränderungen des Rückenmarkes in der grauen Substanz im Vorderhornbereich gelegen ist.

Die Muskelatrophie hat sich auch in statistisch guter Korrelation mit dem Fasciculieren befunden, was als systemspezifisches klinisches Syndrom gedeutet wurde.

Stellt man nun diesem klinischen Befund das morphologische Substrat gegenüber, so zeigt sich, daß das Vorderhorn, insbesondere in seinem zentromedialen Anteil am stärksten befallen ist. Der Intensitätsgrad der morphologischen Läsion reicht von der einfachen parenchymatösen Degeneration über den subtotalen Zellausfall bis zur cystischen Nekrose.

Die Lokalisation, aber auch die Intensität der Veränderungen steht dabei in guter Übereinstimmung mit Befunden, wie sie im Tierexperiment erhoben werden konnten.

Der Versuch, experimentelle Durchblutungsstörungen des Rückenmarkes zu erzeugen, geht schon auf STENONIUS zurück. Allerdings haben erst in jüngerer Zeit angestellte Untersuchungen weitere Abklärungen der Sauerstoffempfindlichkeit der Rückenmarkselemente ergeben. Wohl war für das Großhirn ein bestimmtes Verteilungsmuster der Vulnerabilität der einzelnen Strukturen bekannt. Sie wurden zunächst auch auf das Rückenmark zu übertragen versucht. So haben SARTESCHI und GIANNINI eine Vulnerabilitätsskala aufgestellt, nach welcher an erster Stelle der Sauerfstoffempfindlichkeit die großen motorischen Wurzelzellen im ventralen Vorderhorn rangieren. Die Autoren beziehen sich dabei auf die Befunde von KROGH. Über die peripheren motorischen Wurzelzellen, über die Gammamotoneurone gelangt die Skala schließlich zu den Zwischenneuronen und den Markfasern. Nach den Untersuchungen von v. HARREVELD und Mitarbeiter, sowie KABAT und KNAPP hat sich aber gezeigt, daß die kleinen Interneurone eine wesentlich stärkere O_2-Mangelempfindlichkeit besitzen als die großen Motoneurone. Nach den histologischen Untersuchungen von REXED zeigen die Zellen der grauen Substanz des Rückenmarkes im Längsschnitt einen laminären Aufbau. Im Querschnitt lassen sich diese Zellgruppen in neun Felder gliedern, wobei die Area VII und VIII der Intermediärzone früherer Autoren entspricht. In Area VII und VIII liegen jene Zellen, welche von RENSHAW beschrieben wurden und die auf die großen Motoneurone in Lamina IX (REXED) einen inhibitorischen Effekt ausüben. Diese Renshaw-Zellen liegen im ventralen Anteil der Lamina VII. Etwas weiter ventral davon lokalisiert sich nach REXED die Lamina VIII mit ihren auf die Motoneurone stimulierend wirkenden Gammazellen.

Gerade die Area VII und VIII ist es aber, welche zumindest im Tierexperiment bereits nach einer Asphyxie von 28 bis 35 Minuten eine teilweise Zerstörung erkennen läßt. Auch die großen Motoneurone zeigen eine deutliche, wenn auch geringere Destruktion.

Zurück zu den gestellten Fragen, ergibt sich, daß offenkundig dieses besondere Verhalten der O_2-Empfindlichkeit der Zellverbände im Vorderhorn auch für die Interpretation des Muskelfibrillierens bzw. Fasciculierens und der Muskelatrophie eine Rolle spielen muß. In diesem Zusammenhang muß noch erwähnt werden, daß REXED bei seinen experimentellen Untersuchungen am Kaninchen bei fast allen Ischämien des Rückenmarkes ein Muskelfibrillieren in jenen Muskelpartien beobachten konnte, deren zugehörige Rückenmarkssegmente von der gesetzten Anämie betroffen waren. Fünf Minuten nach Ischämiebeginn trat das Fibrillieren auf. Es dauerte ein paar Minuten an und ergriff dann ascendierend immer höhere Muskelsegmente.

In unseren Fällen konnte gezeigt werden, daß das Muskelfibrillieren bzw. Fasciculieren teilweise nicht zu beobachten war und man den Eindruck dabei hatte, dieses Symptom und relativ kurzer klinischer Verlauf stünden in einem Zusammenhang.

Berücksichtigt man die experimentellen Befunde, so drängt sich die Überlegung auf, die Beobachtung des Fibrillierens an der Muskulatur könnte ein Hinweis auf die Intensität bzw. Progredienz der Hypoxie sein. Die Bedeutung dieses klinischen Phänomens als Progressionszeichen — etwa bei der Syringomyelie oder myatrophischen Lateralsklerose — ist ja bekannt und ließe sich nach dem Gesagten auch für die vasculäre Myelopathie heranziehen. Offenbar ist es dabei gleichgültig, welcher Prozeß zur Stoffwechselstörung in der Nervenzelle führt, um sie in ein Exzitationsstadium zu versetzen. Die Untersuchungen von BARTSCH mit dem EMG fügen sich in eine solche Betrachtungsweise ebenso zwanglos ein, wie die EEG-Untersuchungen von R. JUNG im Rahmen von Hypoxiefolgen des Großhirns.

Faßt man zunächst diesen ersten Gesichtspunkt zusammen, so ergibt sich folgendes: Die topische Anordnung der Gewebsschäden der vasculären Myelopathie des höheren Lebensalters sowie ihre formal- und causalpathogenetischen Konditionen stehen in Korrelation mit dem klinischen Bild der neurogenen Muskelatrophie an den oberen Gliedmaßen bzw. dem Fasciculieren. Die EMG-Befunde mit dem Nachweis des Fibrillierens im Experiment aber auch am Menschen geben einen Hinweis auf Intensität und Progredienz der Zirkulationsstörung bzw. der Hypoxie und ihren Folgen für die graue Substanz des Rückenmarkes. Der Umstand, daß offenbar verschiedene Krankheitsprozesse und Ursachen zu exzitatorischen Phänomenen an der Nervenzelle führen, scheint auf eine biologische Grundregel hinzuweisen, wonach ein Dekompensationsvorgang anfänglich zu einem Erregungsstadium führt, um schließlich in ein Lähmungsstadium bzw. einen Funktionsverlust überzugehen (BIRKMAYER). Vollständigkeitshalber sei bei einer solchen Betrachtungsweise noch auf die seinerzeitigen Ansichten von RICKER verwiesen.

Ein zweiter Punkt der klinisch-morphologischen Korrelation ist die Spastizität, bzw. in den Fällen der vasculären Myelopathie des höheren Lebensalters die scheinbar regellose und asystematische Verteilung von Reflexstörungen und Tonusanomalien. Die Entstehung der Spastizität auf ischämischer Grundlage hat D. TÖNNIS anhand von traumatischen Rückenmarksschädigungen diskutiert. Gestützt auf eigene Beobachtungen und unter Bedachtnahme auf die Literatur betonte TÖNNIS die Häufigkeit spastischer Lähmungen bei Läsionen des Hals- und oberen Brustmarkes bis in eine Höhe von D 8. In Anlehnung an die Befunde von ZÜLCH hat TÖNNIS als pathogenetisches Moment für diese Lokalisation die Segmentgefährdung infolge der Durchblutungsverhältnisse des Rückenmarkes herangezogen. Nach TÖNNIS kommen als Ursache einer ischämisch bedingten Spastik sowohl eine „ischämisch bedingte Pyramidenbahnschädigung" als auch eine „Durchblutungsstörung der dem spastischen Gebiet zugeordneten Vorderhornzellen" in Frage.

Vergleicht man die morphologischen Befunde bei der vasculären Myelopathie mit dem klinischen Substrat, so konnten vor allem zwei Syndrome beobachtet werden: Das Syndrom der nucleären Myatrophie und das Syndrom der spastischen Spinalparalyse.

Morphologisch finden sich beim Syndrom der spastischen Spinalparalyse in relativ bescheidenem Ausmaße asymmetrisch angeordnete Marklichtungen der Pyramidenseitenstränge (Abb. 15). Daneben scheinen auch Zellausfälle in der Area VII und VIII des Vorderhornes zu bestehen. Beim Syndrom der myatrophischen Lateralsklerose bzw. nukleären Myatrophie läßt sich ein pathologischer Befund an den Pyramidenseitensträngen praktisch überhaupt nicht erheben. Hier liegt das Schwergewicht auf den Veränderungen der grauen Substanz der Vorderhörner.

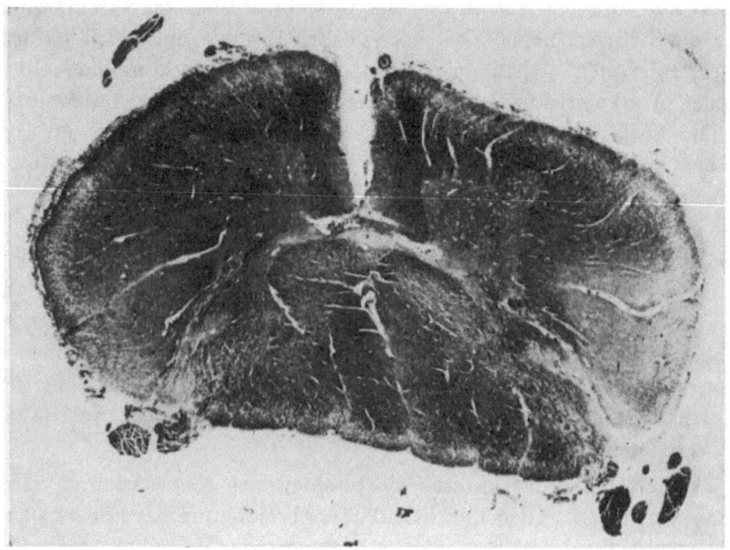

Abb. 15. Unteres Halsmark (Segment C 7/8). Fleckförmige Lichtung im Pyramidenseitenstrang und Randentmarkung. Heidenhain. 9mal.

Es erhebt sich also die Frage, wie die Spastizität dieser Fälle zu erklären ist. Dort, wo das Pyramidenseitenstrangareal Marklichtungen zeigt, wird man wohl ähnliche Verhältnisse diskutieren müssen, wie sie von TÖNNIS bei seinen Fällen erörtert werden. In jenen Fällen aber, bei welchen die Pyramidenbahn kaum eine Lichtung zeigt oder überhaupt eine solche vermissen läßt, werden andere Vorgänge anzuschuldigen sein. Es ist dabei denkbar, daß insbesondere der chronische und progrediente O_2-Mangel der vasculären Myelopathie des höheren Lebensalters mit der morphogenetischen Läsionscharakteristik vom Typ der vasozirkulatorischen Myelopathie die Vorderhornzellen schädigt. In ähnlicher Weise, nämlich durch Ischämie, hat TÖNNIS die Entstehung der Spastik bei traumatischen Rückenmarksschädigungen diskutiert. Berücksichtigt man noch, daß Gewebsveränderungen in jenem Bereiche feststellbar sind, welches der Area VII und VIII entspricht, so könnte erwogen werden, die klinisch faßbare Tonusanomalie als Folge einer Beeinträchtigung der Funktion der hemmenden und fördernden Apparate der Reflex- und Tonusregulierung aufzufassen. Dabei ist in diesem Zusammenhange die Frage naheliegend, ob etwa die Area VII und VIII hinsichtlich ihrer O_2-Vulnerabilität beim Menschen abschnittsweise Unterschiede aufweisen könne, nachdem die zur Interpretation herangezogenen Befunde tierexperimentell erhoben wurden.

Versucht man für diese Überlegungen stichprobenweise eigene Fälle heranzuziehen, so lassen sich dabei gewisse Befunde erheben, welche diese Überlegungen stützen könnten.

Eine 62jährige Patientin B. bot klinisch das Syndrom der spastischen Spinalparalyse. Die Tonussteigerung war erheblich, ohne Zeichen einer ausgeprägten Beugesynergie. Das morphologische Bild zeigte eine deutliche Marklichtung und im Hals- und im geringen Ausmaß im Brustmark eine asymmetrische mäßiggradige fleckförmige Lichtung des Pyramidenbahnareals. Am Großhirn und Hirnstamm bzw. in der Brücke fanden sich keine Läsionen, welche für eine absteigende Pyramidenbahnschädigung gesprochen hätten. Die graue Substanz der Vorderhörner zeigte entsprechend der Lamina VII und VIII eine Rarifikation der Zellen im Sinne einer parenchymatösen Degeneration.

Dieser Fall könnte unseres Erachtens die Interpretation der Spastizität der Fälle stützen.

Ein weiteres Beispiel möge die Frage nach dem morphologischen Substrat der scheinbaren Regellosigkeit der Tonus- und Reflexanomalien beim Syndrom der nucleären Myatrophie beleuchten. Es handelte sich um eine Patientin, Anna P., welche mit 50 Jahren besonders morgens ein Steifigkeitsgefühl vor allem in den Beinen beobachten konnte. Als sie eines Tages im raschen Tempo bzw. Laufschritt einen Eisenbahnzug erreichen wollte, versagten die Beine plötzlich den Dienst. Nach einiger Zeit gab sich die motorische Schwäche der Beine wieder völlig, so daß die Patientin ihr Gehvermögen wieder erlangte. Im August 1954 kam es zu einer zunehmenden Paraparese der Beine und schließlich wurde die Lähmung so stark, daß die Patientin im April 1955 an der Neurologischen Abteilung in Lainz aufgenommen werden mußte. Während an der oberen Extremität lediglich die Reflexe etwas lebhafter waren, bot die untere Extremität eine schlaffe Paraparese mit einem Fasciculieren an den Oberschenkeln.

Im weiteren Verlauf bildete sich die Lähmung an den Beinen zu einer schlaffen Paraplegie aus, während es an der oberen Extremität zunehmend zu einer Tonussteigerung und auch zu einer Reflexsteigerung kam. Gleichzeitig entstand eine Atrophie im Bereiche der Schultergürtelmuskulatur und eine proximale Parese. In den letzten Monaten traten auch bulbäre Störungen hinzu und schließlich kam die Patientin im Juli 1955 ad exitum.

Die Symptomatik der Patientin war aufsteigend, die Paraplegie an den Beinen schlaff, an den oberen Extremitäten spastisch.

Das morphologische Substrat bot im Bereiche des unteren Brust- und Lendenmarkes einen subtotalen Ausfall des Zellbestandes des Vorderhornes. Im Halsmark dagegen fand sich nur eine inkomplette Parenchymschädigung des Vorderhornes im Sinne eines Ausfalles der Nervenzellen, wobei

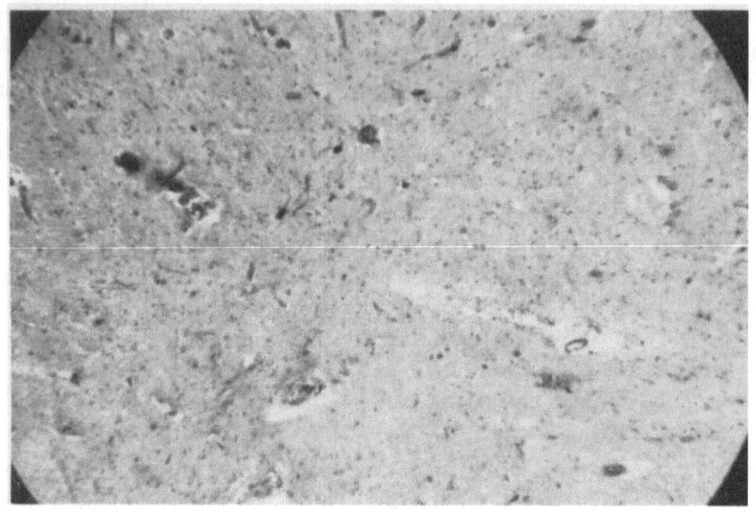

Abb. 16. a) Lendenmark (Segment L 1/2). Zentraler Vorderhornabschnitt. Subtotaler Ausfall des Zellbestandes, vorwiegend im Bereiche Lamina VII und VIII. Geringe spongiöse Auflockerung. HE., 32mal.

das punctum maximum dieser Veränderungen die Lamina VII und VIII betraf (Abb. 16 a und b).

Diese Befunde scheinen ebenfalls die Annahme zu stützen, daß die Ausprägung der Parese bzw. die Tonusveränderung durch einen verschiedentlichen Intensitätsgrad der morphologischen Läsion bedingt sind. Dabei kann die Läsionsintensität offenbar regional unterschiedlicher Art sein.

Den Querschnittsbildern lassen sich die mehrsegmentalen Läsionen vom Typ der zentromedullären Nekrose korrelieren, weil diese klinischen Syndrome häufig mit den genannten morphologischen Bildern vergesellschaftet sind. Statistische Zahlen siehe bei Jellinger.

Die venösen Myelopathien mit ihren Läsionen im ventralen Hinterstrangfeld zeigen im klinischen Bild mehr/minder inkomplette sensomotorische Querschnittsbilder.

Eine eindeutige Übereinstimmung der Läsionsart und der klinischen Symptomatik besteht jedoch in diesen Fällen nicht, so daß aus der klinischen Symptomatologie allein ein Hinweis auf die Art der Gewebsläsion

im Rückenmark nicht gegeben ist. Lediglich die Höhe der klinischen Querschnittsbilder und die Topik der Gewebsveränderungen im Rückenmark
zeigen eine gewisse Übereinstimmung.

Die angiodysgenetische Myelopathie mit ihren anfänglich spastischen,
später schlaffen Lähmungen scheint ein weiteres Beispiel zur Illustration
bei den Vorgängen einer Dekompensation einer Funktion zu sein. Die immer
ausgedehntere Nekrose, die den gesamten Rückenmarksquerschnitt gelegent-

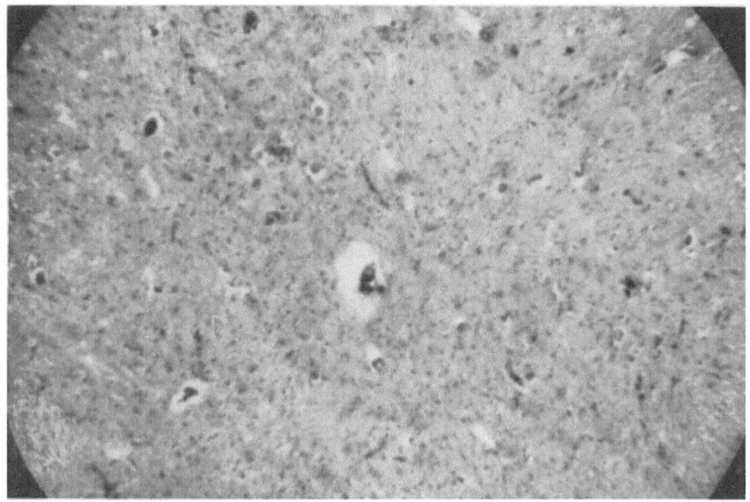

Abb. 16. b) Unteres Halsmark (Segment C 7/8). Zentraler Vorderhornabschnitt. Inkomplette, parenchymatöse Degeneration. Besonders Lamina VII und VIII. HE. 32mal.

lich einnimmt, sowie die zahlreichen dyshorischen Vorgänge im Parenchym
lassen sich mit dem klinischen Verlauf mühelos korrelieren.

Faßt man das Gesagte zusammen, so läßt sich der Schluß daraus ab-
leiten, die scheinbare Regellosigkeit der klinischen Symptomatik ist durch
die hypoxische Läsion der Steuerungsapparate der Tonusregulierung und
Reflextätigkeit des Rückenmarkes erklärbar. Die morphologischen Stich-
proben an einigen Fällen sind unseres Erachtens eine wertvolle Stütze dieser
anhand der tierexperimentellen Ergebnisse diskutierten Frage. Das offenkundig biologische Grundprinzip eines Dekompensationsvorganges einer Lei-
stung wird dabei erörtert und scheint sich als Erklärungsmöglichkeit für
die zur Beobachtung kommenden klinischen Phänomene zwanglos anzubieten.

Die schon klinische Abtrennbarkeit der vasculären Myelopathie des höheren Lebensalters von Systemerkrankungen erfährt morphologisch eine Stütze
und wird durch die Art der morphologischen Veränderungen hinsichtlich
ihrer formalen Genese als vasozirkulatorisch bedingt zu interpretieren sein.

Bei Berücksichtigung der Korrelation der klinischen Symptomatik, der morphologischen Befunde mit experimentellen und physiologischen Ergebnissen, läßt sich die Art der Spastizität und der klinischen Symptomatik offenbar als vasculäres Spinalsyndrom charakterisieren. Es wird in dieser Hinsicht allerdings noch eingehender klinischer und elektrophysiologischer Untersuchungen am Menschen bedürfen, um die zur Diskussion gestellten Probleme weiter erforschen und objektiv belegen zu können. In diesem Zusammenhang ist auch der Hoffnung Ausdruck zu geben, daß weitere Untersuchungen möglicherweise eine bessere Diagnostik im klinischen Querschnitt ermöglichen können. Insbesondere wird dadurch künftighin die Diagnosestellung vielleicht nicht bloß per exclusionem zu machen sein.

IX. Die Therapie

Der Grundgedanke jeglicher Deskription eines Krankheitsbildes in seinen klinischen und morphologischen Aspekten ist die sich daraus ergebende therapeutische Schlußfolgerung. Nach dem Gesagten bietet sich ein einfaches therapeutisches Konzept an: Behebung der Hypoxie des Rückenmarkes durch Hebung bzw. Regulierung des gestörten Rückenmarkskreislaufes.

Dieses Konzept stößt jedoch in der Praxis hinsichtlich seiner Verwirklichung auf größte Schwierigkeiten. Die bisherigen morphologischen und experimentellen Untersuchungen lassen für die therapeutische Anwendung recht wenig befriedigende Ergebnisse erkennen. BARTSCH hat wiederholt die Anwendung von Hydergin propagiert und auf die günstige Beeinflussung der von ihm beobachteten sensiblen Querschnitte hingewiesen. Er geht dabei von der Vorstellung aus, daß durch die Wirkung dieses Medikamentes der Gefäßwiderstand in den Rückenmarksgefäßen vermindert wird und somit eine bessere Durchblutung erfolgt.

Wir selbst konnten an unseren Fällen solche Beobachtungen nicht machen. Das mag daran liegen, daß es sich bei unseren Kranken fast durchwegs um fortgeschrittene Leidenszustände gehandelt hat.

Dabei erhebt sich die Frage, warum zwischen der theoretischen Konzeption und der praktischen Realisierbarkeit eine solche Diskrepanz besteht. Die angeführten Gründe scheinen nicht stichhältig genug zu sein, um sich damit zufrieden zu geben.

Der Vergleich mit den Verhältnissen der Durchblutung des Großhirnes drängt sich immer wieder auf, weil prinzipiell die gleichen Verhältnisse für die Sauerstoffversorgung der Nervenzellen im Rückenmark wie im Gehirn vorliegen müssen. Auch am Gehirn gibt es Situationen, in welchen die bloße Hebung des Hirnkreislaufes nicht den gewünschten Erfolg erzielt. BIRKMAYER hat solche Fälle als „nutritionsstarr" bezeichnet. Wir müssen die mangelnde therapeutische Beeinflußbarkeit der Rückenmarksschädigungen praktisch mit der gleichen Bezeichnung belegen.

Der Unterschied zwischen den Verhältnissen am Großhirn und am Rückenmark scheint aber darin zu liegen, daß offenbar die Intensität der Sauerstoffempfindlichkeit an den Zellen der Lamina VII und VIII noch größer ist als etwa in den Gehirnabschnitten, welche als besonders sauerstoffempfindlich gelten. Soviel uns bekannt ist, liegen diesbezügliche Ver-

gleichsuntersuchungen nicht vor, so daß die Möglichkeit der besonderen
Therapieresistenz bzw. besonders frühzeitigen Nutritionsstarre diskutiert
werden muß.

Daher scheint es verständlich, daß in den Fällen der vasculären Myelopathie weder das Hydergin noch Panthesin-Hydergin (PH 203), 2%iges
Novocain, Tebonin, Strophantin oder Complamin einen überzeugenden
therapeutischen Effekt zeitigten.

Es wurde auch versucht, unter Zugrundelegung der oben geäußerten
Ansichten Pyrithioxin in Kombination mit kreislaufhebenden Pharmaka
zu verabreichen, ohne daß aber dabei ein echter Effekt beobachtet werden konnte. Es ist auch dies erklärlich, wenn man bedenkt, daß zum Wirk-
samwerden des Pyrithioxin noch ein entsprechendes Nervengewebe vorhanden sein muß und sich gleichzeitig die Rarifikationsnekrose der Vorderhörner in Erinnerung ruft. Im übrigen kann man auch am Großhirn nur
dort eine Wirkung mit Pyrithioxin erzielen, wo noch genügend funktions-
tüchtiges Hirngewebe vorhanden ist (ZITA und NEUMAYER).

Die Möglichkeit einer symptomatischen Behandlung ist jedoch vorhanden.

Die bulbärparalytischen Erscheinungen können wie dies Van GEHUCHTEN'
und BRUCHER schon betont haben, mit Prostigmin oder einem ähnlichen
Physostigminabkömmling günstig beeinflußt werden. Es handelt sich dabei um einen reinen symptomatischen Effekt an der motorischen Nerven-
endplatte, wobei es zu einer besseren Ausnutzbarkeit des geringen Muskel-
restes in der Peripherie kommt. Eine ähnliche Überlegung, allerdings mit
zentralem Angriffspunkt, liegt der Anwendung von Monoaminooxydase-
Hemmstoffen zugrunde. Durch die Verabreichung von solchen Stoffen wird
der Abbau des Noradrenalins und Dopamins zu Vanillinmandelsäure bzw.
Homovanillinsäure verzögert, welcher bekanntlich durch die Monoamino-
oxydase erfolgt.

Dadurch ist nach den theoretischen Vorstellungen von PLETSCHER,
BIRKMAYER u. a. die Wirkung des Noradrenalins an der Synapse verlän-
gert. Diese Vorstellung wurde gemeinsam mit BIRKMAYER als Wirkungsmechanismus der MAO-Hemmstoffe bei der Multiplen Sklerose und bei der myatrophischen Lateralsklerose diskutiert. Die Anwendung bei den vasculären
Myelopathien war daher naheliegend, doch konnte ein eindeutiger Erfolg
in diesen Fällen nicht beobachtet werden. Auch hier muß wiederum auf
die offenkundige Voraussetzung eines genügenden Parenchymrestes verwiesen
werden, wenn man die Gründe der therapeutischen Erfolgslosigkeit diskutiert.

Gelegentlich waren dagegen Gaben von 10—20 cc 10%igen Humanalbu-
min intravenös bei der bulbären Symptomatik günstig. Ähnliche Ergebnisse konnten bei der Therapie im Rahmen der myatrophischen Lateralsklerose beobachtet werden. Die Art des Wirkungsmechanismus war zu-

nächst unklar, doch scheint nach den neueren Untersuchungen von
BERNSMEIER und GOTTSTEIN die Bedeutung des Eiweißstoffwechsels im Rahmen eines hypoxischen Geschehens an der Nervenzelle einen Weg für eine
mögliche Erklärung zu zeigen. Es wird allerdings noch eingehender Untersuchungen bedürfen, um über rein spekulative Überlegungen hinauszukommen.

Die Behandlung der Spastizität der Fälle durch die heute gebräuchlichen Myotonolytika kann als erfolgreich bezeichnet werden. Jene Myotonolytika, welche dabei die geringsten Nebeneffekte im Sinne einer retikulären Dämpfung aufwiesen, waren dabei vorzuziehen (etwa Gamaquil,
Lyseen, Paraflex u. a.).

In jüngster Zeit wurde entsprechend dem Konzept eines „Spindelblockers"
nach neuen Myotonolytika gesucht. Es fand sich die Gammaaminobuttersäure, welche allerdings ebenfalls die klinische Forderung nach einem rein
peripher angreifenden Myotonolytikum nicht ganz erfüllt. Immerhin haben
Gaben von 10—20 mg per os pro die günstige Auswirkungen auf den
Muskeltonus verzeichnen lassen. Eine entsprechende Publikation von BIRKMAYER, DANIELCZYK und WEILER ist erschienen. Gelegentlich bewirkt auch
die Epsiloaminocapronsäure bei spastischer Tonussteigerung einen tonolytischen Effekt (BIRKMAYER und WEILER).

Zur Unterstützung dieser medikamentösen tonolytischen Maßnahmen verwenden wir physikalische Methoden im Sinne der Massage und Unterwassertherapie. Dadurch gelingt es immer wieder, die oft recht lästige Spastizität zu beeinflussen, wenngleich natürlich mehr als eine symptomatische
Verbesserung nicht zu erzielen ist.

Das therapeutische Kapitel ist also — zusammenfassend betrachtet —
als recht unbefriedigend zu bezeichnen. Insbesondere verfügen wir derzeit über eine praktisch durchführbare und effektvolle causale Therapie
bei den vasculären Myelopathien nicht. Die dafür maßgeblichen Gründe
werden aufzuzeigen versucht. Sie lassen sich dahingehend präzisieren, daß
über die Kreislaufverhältnisse des Rückenmarkes beim Menschen unter physiologischen und pathologischen Bedingungen recht wenig bekannt ist. Daneben ist auch noch die multifaktorielle Pathogenese dieser Art von Rückenmarkserkrankung zu berücksichtigen.

Es scheinen jedoch gewisse Ansätze zu bestehen, welche unter Umständen Wege weisen könnten, wie man dem scheinbar so einfachen theoretischen Konzept bei seiner praktischen Verwirklichung näherkommen kann.

Die symptomatische Therapie hat ihre größten Erfolge bei der Behandlung der Spastizität mit den Myotonolytika, wobei diese Klassifizierung
selbstverständlich eine relative ist. Auch die Beeinflussung der bulbärparalytischen Symptome läßt sich zumindest anfangs einigermaßen wirkungsvoll gestalten.

X. Schlußbetrachtungen

Der Versuch, das Krankheitsbild der vasculären Myelopathie darzustellen, schien deswegen gerechtfertigt, weil die Kenntnis der Gefäßsyndrome des Rückenmarkes in zunehmendem Maße an Bedeutung gewonnen hat. Allerdings ist man von einer lückenlosen Kenntnis und Übersicht über diese Materie noch recht weit entfernt.

Anatomische Befunde, neuropathologische Bilder und Klinik stützen sich derzeit noch auf Einzelbeobachtungen, lassen aber schon die Ansätze zu einer allgemeinen Konzeption der Fragen erkennen. Schwierigkeiten bereitet noch die physiologische bzw. patho-physiologische Erforschung der Kreislaufverhältnisse des Rückenmarkes.

Rein klinisch sind die mehr oder minder akut auftretenden „Verschlußsyndrome" eines Rückenmarksgefäßes von jenen Krankheitsbildern abzutrennen, welche einen vorwiegend chronischen Verlauf aufweisen und in phänomenologischer Hinsicht Systemerkrankungen imitieren.

Die Tatsache, daß sowohl bei den Verschlußsyndromen der Rückenmarksgefäße akute Querschnittsbilder vorkommen, welche unter Umständen in ihrer Intensität gewisse Schwankungen aufweisen können, sowie das Auftreten von Querschnittsbildern im Rahmen der vasculären Myelopathie zeigen zwischen den beiden gefäßbedingten Rückenmarkssyndromen gewisse Verbindungen auf.

Wenn wir von einer vasculären Myelopathie sprechen, so deshalb, weil sowohl Klinik wie Morphologie eine Schädigung der weißen und grauen Substanz erkennen lassen, welche in Abhängigkeit vom Gefäßsystem des Rückenmarkes steht. Die causale Genese bzw. die Aetiologie ist nach dem gegenwärtigen Kenntnisstand über diese Bilder als komplex und multifaktoriell zu bezeichnen.

Im wesentlichen ist die klinische Symptomatik der vasculären Myelopathie des höheren Lebensalters durch die Imitation von Systemerkrankungen charakterisiert, wobei gelegentlich auch Querschnittsbilder auftreten können. Den anderen Formen der Myelopathie ist die Ausbildung mehr/minder kompletter sensomotorischer Querschnitte eigen. Auf die daraus sich ergebenden klinischen Berührungspunkte der beiden Formenkreise vasculärer Rückenmarksschäden wurde bereits hingewiesen.

Die morphologische Charakterisierung und Einteilung der Myelopathieformen läßt sich, wie dies JELLINGER ausführlich darlegte, wesentlich schärfer und klarer vollziehen.

Die Korrelation der klinischen Bilder mit den morphologischen Veränderungen ergibt dabei zwei Pole, wobei die vasculäre Myelopathie des höheren Lebensalters mit dem morphologischen Substrat der vasozirkulatorisch bedingten Rarifikationsnekrose der grauen Substanz an dem einen Ende, die angiodysgenetische nekrotisierende Myelopathie mit den charakteristischen Gefäßveränderungen und der plasmatischen Infiltrationsnekrose und ihrem wohl umschriebenen klinischen Bild am anderen Ende steht.

Die übrigen, morphologisch voneinander abgrenzbaren Myelopathieformen lassen von der Klinik her eine solche Korrelation nicht zu, weil sie phänomenologisch grob ausgedrückt als Querschnittsbilder imponieren.

Die klinische Semiotik allein gestattet demnach im Querschnitt nur per exclusionem die richtige Diagnose. Die Langzeitbeobachtung, insbesondere bei der vasculären Myelopathie des höheren Lebensalters, ermöglicht jedoch eine Abtrennung dieser Bilder von anderen Rückenmarkskrankheiten.

Auf die Probleme der Pathogenese wurde bereits kurz eingegangen. Hinzugefügt sei, daß die klinische Symptomatik durch die morphologischen Befunde in ihrer Entstehung befriedigend gestützt wird, wobei die Art der Tonusverteilung und ihr Zusammentreffen mit Paresen und Muskelatrophien die Frage eines vasculären, spastischen Spinalsyndroms nahelegen.

Die Zuordnung der am Rückenmark zu beobachtenden Veränderungen zu den von ZÜLCH, CLEMENS sowie WOLF diskutierten Versorgungsterritorien des Rückenmarkes ist nur eine bedingte. Hinsichtlich der vertikalen Territorien kann nur die bevorzugte Lokalisation im Halsmark bei den vasculären Myelopathien des höheren Lebensalters herausgestellt bzw. auf die scheinbare Bevorzugung der Läsionen der angiodysgenetischen nekrotisierenden Myelopathie in caudaleren Rückenmarksabschnitten aufmerksam gemacht werden.

Die Grenzzonen der horizontalen Gefäßterritorien des Rückenmarksquerschnittes lassen sich bei der pathogenetischen Betrachtung insoferne heranziehen, als — gestützt auf die Experimente von SCHADÉ, v. HARREVELD u. a., sowie die physiologischen und cytologischen Untersuchungen von RENSHAW und REXED — gerade jene Vorderhornabschnitte als besonders vulnerabel bekannt sind, die auch in den Fällen der vasculären Myelopathie des höheren Lebensalters im Sinne der „Rarifikationsnekrose" JELLINGERS geschädigt sind.

Das Auftreten der Spastik, des Fasciculierens aber auch der scheinbaren Regellosigkeit der klinischen Symptomatik läßt sich mit den zur Beobachtung kommenden morphologischen Befunden in pathogenetischer Hinsicht interpretieren.

Vom rein klinischen Standpunkte aus muß aber festgestellt werden, daß zumindest zwei klinisch charakterisierbare Krankheitsbilder ein morphologisch definiertes und zuordenbares Substrat haben. Infolge dieser Korrelation ergibt sich daraus ein sowohl klinisch wie morphologisch definiertes Syndrom.

Prinzipiell müssen daher zwei Arten einer auf vasculärer Basis entstandenen Rückenmarksschädigung festgehalten werden:

Das Verschlußsyndrom eines Rückenmarksgefäßes

und

die vasculäre Myelopathie.

Die Kenntnis dieser Tatsache kann die klinische Diagnostik befruchten und beim Auftreten eines Querschnittssyndroms oder einer scheinbaren Systematrophie im höheren Lebensalter die differentialdiagnostischen Erwägungen erweitern.

Die therapeutischen Konsequenzen, welche sich aus der klinischen und morphologischen Analyse der geschilderten Krankheitsbilder ergeben, sind vorläufig noch mehr als unbefriedigend. Mit zunehmender Kenntnis dieser Krankheitsbilder, ihrer Pathologie und Physiologie sowie durch weitere Zunahme des Wissens um die Folgen der Hypoxie oder Mangeldurchblutung am Großhirn, ist auch für das Rückenmarksgeschehen ein besserer therapeutischer Ansatz zu erwarten.

Soll das beschriebene Krankheitsbild durch eine Definition pointiert herausgestellt werden, so müßte diese folgendermaßen lauten:

Bei der vasculären Myelopathie handelt es sich um eine in formalgenetischer Hinsicht gefäßabhängige Schädigung des Rückenmarksparenchyms Eine topische Zuordnung zu bestimmten Gefäßen ist nicht vorhanden, sondern die Ausbreitung der Gewebsveränderungen ist diffus und zeigt zu bestimmten Gefäßabschnitten des Rückenmarkes bedingte Korrelationen. Die Veränderungen sind nicht entzündlicher Art. Der Verlauf ist im allgemeinen chronisch-progredient.

Abschließend sei darauf hingewiesen, daß den vorliegenden Ausführungen eine gewisse Vorläufigkeit anhaften muß, weil man in vielen Dingen dieses ganzen Fragenkomplexes noch ganz am Anfang steht. Es war jedoch der Zweck dieser Ausführungen, ein wichtiges Kapitel, welches von der Klinik her aufgeschlagen wurde, entsprechend dem Stand des heutigen Wissens vorzulegen und zu diskutieren. Die zur Beobachtung kommenden klinischen Bilder wurden aufgezeigt und der Versuch unternommen sie mit den morphologischen Substraten zu korrelieren. Dabei konnte für bestimmte Formen eine Übereinstimmung erzielt werden, für andere Formen ist dies — zumindest im Augenblick — noch nicht der Fall. Schließlich wurde die Entstehung der klinischen Symptomatik mit den morphologischen Bildern verglichen und diskutiert.

Wir sind uns völlig bewußt, daß noch zahlreiche Probleme offen sind und weitere klinische, pathologische aber auch anatomische und physio logische Untersuchungen erforderlich sein werden, um zu befriedigenden Antworten und eventuellen Lösungen zu gelangen.

Die Aktualität des Problems, sowie die jahrelange Beschäftigung mit diesen Krankheitsbildern war die Voraussetzung für eine ausführliche Darstellung des Wesens dieses Gefäßsyndromes des Rückenmarkes.

Klinische Erfahrungen, Kenntnis der morphologischen Veränderungen wurden bei der Bearbeitung dieses Themas ebenso herangezogen wie die zugängliche einschlägige Literatur. Der Gegenüberstellung eigener Erfahrung mit den Ergebnissen der zahlreichen, aber oft verstreut vorkommenden Arbeiten des Schrifttums und ihrer Diskussion galt dabei das besondere Augenmerk.

Alles in allem sollte diese Darstellung der Versuch einer Bestandaufnahme der Kenntnis über die „vasculäre Myelopathie" sein.

Literaturverzeichnis

ADAMKIEWICZ, A.: Die Blutgefäße des menschlichen Rückenmarkes I. S.ber. Akad. Wiss. Wien, Naturw. Kl. *84* (1881), 469—502.

—: Die Blutgefäße des menschlichen Rückenmarkes II. S.ber. Akad. Wiss. Wien, Naturw. Kl. *85* (1882), 101—130.

ANTONI, N.: Zwei Fälle von Rückenmarkserweichung mit Sektion. Sv. Läkärtidn 1913—1930. Zbl. ges. Neurol. *102* (1942), 72.

BARRE, J. A.: Troubles pyramidaux et arthrite vertébrale chronique. La Médicine *5* (1924), 358—360.

BARTSCH, W.: Frühstadien der spinalen Mangeldurchblutung. Nervenarzt, Berlin, *25* (1954), 482—486.

—: Die Durchblutung des Rückenmarkes und ihre klinischen Störungen. Habil. Schrift, Würzburg (1960).

—: Klinik der spinalen Durchblutungsstörungen. Acta Neurochir., Wien, Suppl., VII (1961), 255—260.

—: Résultats du traitement conservateur des troubles circulatoires médullaires. Rev. Neurol. *106* (1962), 722—725.

— und H. C. HOPF: Neue Beobachtungen über die Beziehungen zwischen Herzleistung und Rückenmarkskreislauf. Dtsch. Zschr. Nervenhk. *184* (1963), 288—307.

—: Medikamentöse Behandlung querschnittsförmiger Durchblutungsstörungen im höheren Lebensalter. Beobachtungen und Spätresultate. Münch. med. Wschr. *107* (1965), 426—430.

BECKER, J., und F. HESS: Zur Frage der Spätlähmungen bei Wirbelsäulendeformitäten. Dtsch. Zschr. Nervenhk. *171* (1954), 228—238.

BIRKMAYER, W., F. HAWLICZEK, E. LANGNER und D. SEEMANN: Die Messung der cerebralen Durchblutung mit Radioangiographie. Acta Neurochir., Wien, Suppl. VII (1961), 186—189.

—: Anstaltsneurologie, Wien-New York: Springer (1965).

—, G. ZITA und D. SEEMANN: Beitrag zur cerebralen Szintigraphie. Wien. med. Wschr. *115* (1965), 175—177.

—, W. DANIELCZYK und G. WEILER: Zur Objektivierbarkeit des myotonolytischen Effektes eines Aminobuttersäurederivates. Wien. med. Wschr. *117* (1967), 7—9.

— und G. WEILER: Tonolyse durch Aminocapronsäure. Wien. klin. Wschr. *74* (1962), 454—455.

— und E. NEUMAYER: Tranylcypromin bei Multipler Sklerose. Wien. klin. Wschr., *77*. Jhg. (1965).

BODECHTEL, G.: Diskussionsbemerkung. Verh. Dtsch. Ges. Kreisl.-forsch. *19* (1953), 169.

— und F. ERBSLÖH: Die Foix-Alajouaninsche Krankheit („Myélite nécrotique subaiguë"-angiodysgenetische Myelomalacie). In: Hdb. Spez. Path. Anat. Histol. Bd. XIII/1 B. Berlin-Göttingen-Heidelberg: Springer (1957), 1576—1599.

BOLTON, B.: The blood supply of the human spinal cord. J. Neurol. psychiatr., *2* (1939), 137—148.

BONDUELLE, M., J. LAPRESLE und P. BOUGUES: Ramollissement médullaire de topographie spinale antérieure, étendu à toute la hauteur de la moelle, ayant réalisé cliniquement un tableau voisin de la sclérose latérale amyotrophique. Rev. Neurol. *106* (1962), 670—682.

BRAIN, W. R., D. NORTHFIELD und M. WILKINSON: The Neurological manifestations of Cervical Spondylosis. Brain, London, *75* (1952), 187—226.

BREDEMANN, W.: Über die nosologische Stellung der angiodysgenetischen Myelographie (Foix-Alajouaninsche Krankheit). Arch. Psychol. Zschr. Neurol. *207* (1965), 234—246.

CAMPBELL, A. W.: The morbid changes in the cerebrospinal nervous system of the aged. J. Ment. Sc., London, *40* (1894), 638—649.

CLARKE, E., und P. K. ROBINSON: Cervical Myelopathy a Complication of Cervical Spondylosis. Brain, London, *79* (1956), 483—510.

CLEMENS, H. J., und H. v. QUAST: Untersuchungen über die Gefäße des Rückenmarkes. Acta anat., Basel, *42* (1960), 277—306.

—: Die Venensysteme der Wirbelsäule des Menschen. Berlin: de Gruyter (1961).

CORBIN, J. L.: Anatomie et pathologie artérielles de la moelle. Paris: Masson et Cie (1961).

D'ANTONA, S.: Sulla necrosi spinale acuta nel decorso dei tumori maligni con un contributo alla conoscenza delle „erine spinale malaciche". Neurologia *3* (1926), 65—90.

—: Sulla amiotrofia mielopatiche dell'età senile. Riv. Neurol. *1* (1928), 1—20.

DEMANGE, Y.: Contribution à l'étude des sclerosis médullaires d'origine vasculaire. Rev. méd. *75* (1884).

DIECKMANN, H.: Cervicale Myelopathie. Der Internist *7* (1966), 94—105.

EICHHORN, O.: Pathophysiolog. Untersuchungen zur Behandlung des cerebrovasculären Insults. Verh. Dtsch. Med. *64* (1958), 326—330.

—: Die cerebralen Durchblutungsstörungen. Öster. Monatshefte ärztl. Fortbildung. Symposium Ger., Salzburg, *83* (1964).

ERB, W.: Über hereditäre spastische Spinalparalyse. Dtsch. Zschr. Nervenhk. *6* (1895), 137—149.

FEIGIN, J., N. POPOFF und M. ADACHI: Fibrocartilagenous venous emboli to the spinal cord with necrotic myelopathy. J. Neuropath., Baltimore, *24* (1965), 63—74.

FOIX, Ch., und Th. ALAJOUANINE: La myélite nécrotique subaiguë. Myélite centrale angiohypertrophique à évolution progressive, paraplégie amyotrophique lentement ascendante, d'abord spasmodique puis flasque, 's'accompagnant de dissociation albumino-cytologique. Rev. neurol., Paris, *II* (1926), 1—42.

FÜRSTNER, P.: Über M. S. und Paralysis agitans. Arch. Psychiatr. *30* (1898), 1—17.

GARCIN, R., und J. GRUNER: Nécrose cavitaire des cornes antérieures de la moelle au cours d'un syndrome réalisant une forme pseudo-polynévritique de sclérose latérale amyotrophique. Presse méd., Paris, *82* (1953), 1723—1724.

GARCIN, R.: Discussion. Acta neurol. psychiatr. Belg. *61* (1961), 285—294.

—, St. GODLEWSKI und P. RONDOT: Etude clinique des médullopathies d'origine vasculaire. Rev. neurol., Paris, *106* (1962), 558—585.

Van GEHUCHTEN, P.: Un cas de myélite nécrotique aiguë. Etude clinique et anatomo-pathologique. Rev. neurol., Paris, *I* (1927), 505—519.

— und J. BRUCHER: Pseudosclérose latérale amyotrophique d'origine vasculaire. Acta neurol. psychiatr. Belg. *63* (1963), 821—830.

GELFAN, S., und J. N. TARLOV: Differential vulnerability of spinal cord structures to anoxia. J. Neurophysiol., Springfield, *18* (1955), 170—188.

— und —: Interneurones and rigidity of spinal origin. J. Physiol., London, *146* (1959), 594—617.

GOTTSTEIN, U., A. BERNSMEIER und J. SEDLMEYER: Der Kohlehydratstoffwechsel des menschl. Gehirns. II. Untersuchungen mit substratspezifischen Methoden bei Kranken mit verminderter Hirndurchblutung auf dem Boden einer Arteriosklerose der Hirngefäße. Klin. Wschr. *42* (1964), 310—313.

—, K. HELD, H. SEBENING und G. WALPURGER: Der Glucoseverbrauch des menschl. Gehirns unter dem Einfluß intravenöser Infusionen von Glucose, Glucagon und Glucose-Insulin. Klin. Wschr. *43*, 18. Jhg. Heft 15 (1965), 965—975.

GRUNER, J. E., und J. LAPRESLE: Etude anatomo-pathologique des médullopathies d'origine vasculaire. Rev. neurol., Paris, *106* (1962), 592—630.

HABERLANDT, W. F.: Amyotrophische Lateralsklerose (klinisch-pathologische und genetisch-demographische Studie). G. Fischer, Stuttgart (1964).

HARREVELD, A. van, und G. MARMONT: The course of recovery of the spinal cord from asphyxia. J. Neurol. Physiol. *2* (1939), 101—111.

— und J. P. SCHADÉ: Nerve cell destruction by asphyxiation of the spinal cord. J. Neuropath., Baltimore, *21* (1962), 410—423.

—: Spinal asphyxiation and spasticity. In: Basic research in paraplegia. french, J. D., and R. E. Porter ed. Springfield, Ill.: O. C. Thomas (1962), 127—143,

HASSLER, O.: Blood supply to human spinal cord. Arch. Neurol. Psychiatr., Chicago, *15* (1966), 302—307.

HAYMAKER, W.: Decompression sickness. In: Hdb. spez. path. Anat. u. Hist. Bd. XIII/1 B Springer (1957), 1600—1663.

HEMMER, H.: Krankheitsdauer und Prognose verschiedener Formen der amyotrophischen Lateralsklerose und spinalen Muskelatrophie nach internen Untersuchungen. Nervenarzt, Berlin, *22* (1951), 427—430.

—: Beitrag zur Krankheitsdauer verschiedener Formen der amyotrophischen Lateralsklerose. Arch. Psychiatr. *190* (1953), 127—133.

HENNEAUX, J.: Conclusions. Acta neurol. psychiatr. Belg. *61* (1961), 281—283

HERREN, R. Y., und L. ALEXANDER: Sulcal and intrinsic blood vessels of human spinal cord. Arch. Neurol. Psychiatr., Chicago, *41* (1939), 678—688.

HETZEL, H.: Spinale Durchblutungsstörungen (klinische und pathologisch-anatomische Probleme). Zbl. ges. Neurol. *158* (1960), 257—258.

—: Beitrag zur Klinik und pathologischen Anatomie vasculärer Rückenmarksschädigungen. Paracelsus Beihefte, Heft 38, Hollinek Wien (1965).

HÖÖK, O., H. LIDVÁLL und K. E. ASTRÖM: Cervical disc protrusions with compression of the spinal cord. Report of a case. Neurology (Minn.) *10* (1960) 834—841.

HUGHES, J. T.: Pathology of the Spinal Cord. London, Lloyd-Luke (1966)

— und B. BROWNELL: Spinal Cord Ischemia due to Arteriosclerosis. Arch Neurol. Psychiatr., Chicago, *15* (1966), 189—202.

JAFFE, D., und W. FREEMAN: Spinal necrosis and softening of obscure origin necrotic myelitis versus myelomalacia. Review of literature and clinico-pathologic use studies. Arch. Neurol. Psychiatr. *49* (1943), 683—707.

JELLINGER, K., und E. NEUMAYER: Myélopathies progressives d'origine vasculaire. Rev. neurol., Paris, *106* (1962), 666—669.

— und —: Myélopathie progressive d'origine vasculaire. Contribution anatomo-clinique aux syndromes d'une hypovascularisation chronique de la moelle Acta neurol. psychiatr. Belg. *62* (1962), 944—955.

Jellinger, K., und E. Neumayer: Die progressive vasculäre Myelopathie des höheren Lebensalters. Mitteilung Verein für Neurol. und Psych. Wien, 29. Okt. 1962.

— und —: Rückenmarkssyndrome bei Panarteriitis nodosa. Mitteilung Verein für Neurol. und Psych. Wien, 18. Nov. 1963.

— und —: Progressive subcorticale vasculäre Encephalopathie Binswanger. Eine klinisch neuro-pathologische Studie. Arch. Psychiatr. Zschr. Neurol. *205* (1964), 523—554.

— und —: Vasculäre Rückenmarkssyndrome des höheren Lebensalters. 7. Int. Kongr. Gerontol. Wien (1966).

—: Zur Rückenmarksbeteiligung bei Panarteriitis nodosa. Beitr. path. Anat., *129* (1963), 1—31.

—: Zur Frage der progressiven vasculären Myelopathien. Wien. klin. Wschr. *129* (1963), 131.

—: Zur Morphologie und Pathogenese arterieller Durchblutungsstörungen des Rückenmarkes. Wien. klin. Wschr. *76* (1964), 109—114.

—: Experimentelle Untersuchungen zur Frage der arteriellen Versorgungsgebiete des Rückenmarkes. Acta Neurol. Pathol., Berlin, *6* (1966), 200—207.

—: Zur Orthologie und Pathologie der Rückenmarksdurchblutung. Wien-New York: Springer (1966).

Jung, R.: Hirnelektrische Befunde bei Kreislaufstörungen und Hypoxieschäden des Gehirns. Verh. Dtsch. Ges. Kreisl.-forsch. *19* (1953), 170—196.

Kabat, H., und N. E. Knapp: The mechanisms of muscle spasm in poliomyelitis. J. Pediatr., S. Louis, *24* (1944), 123.

Kadyi, H.: Über die Blutgefäße des menschlichen Rückenmarkes. Gubrynowicz und Schmidt, Lemberg (1889).

Kalm, H.: Über die Entstehung und Lokalisation der Querschnittslähmung. Dtsch. Zschr. Nervenhk. *170* (1953), 161—273.

Kepes, John J.: Selective necrosis of spinal cord. Acta neuropath. *4* (1965), 293—298.

Keschner, M., und C. Davison: Myelitic and myelopathic lesions III. Arteriosclerotic and arteritic myelopathy. Arch. Neurol. Psychiatr., Chicago, *29* (1933), 702—725.

— und —: Blood supply compression of spinal cord by expending lesions presenting mild, moderate or marked interference with circulation leading to myelopathy. Arch. Neurol. Psychiatr., Chicago, *30* (1933), 592—606.

— und —: Myelitic and myelopathic lesions; Cases with marked circulatory interference and pictures of syringomyelia. Arch. Neurol. Psychiatr., Chicago, *30* (1933), 1074—1085.

Kety, S. S., und C. F. Schmidt: The oxyde method for the quantitative determination of cerebral blood flow in man: Theory, procedure and normal values. J. Clin. Invest. *27* (1948), 476—483.

Krogh, E.: Effect of acut anoxia on the large motorcells in the spinal cord. Acta Jutland Suppl. *17* (1945), 1—37.

—: The effect of acut hypoxia on the motor cells of the spinal cord. Acta physiol. Scand. *20* (1950), 263—292.

Kuhlendahl, H., und H. Felten: Die chronische Rückenmarksschädigung spinalen Ursprungs. Dtsch. Zschr. Chir. *283* (1956), 96—128.

— und —: Diskussion Tgg. Dtsch. Ges. Neurol., Wiesbaden (1966).

Kulenkampff, C., und H. Matheis: Zur Problematik der spinalen Gefäßprozesse. Spinale Thrombophlebitis. Acta neurochir., Wien, Suppl. *VII* (1961), 379—384.

KUTTNER, H. P.: Senile Myelopathien auf vasculärer Basis. Arb. Neurol. Inst. Wien *30* (1928), 247—270.

LAZORTHES, G., F. AMARAL-GOMES, G. BASTIDE, L. COMPAN, J. ESPANO, J. GAUBERT, J. POULHES und J. ROULEAU: Vascularisation et circulation cérébrales. Masson et Cie., Paris (1961).

— und O. ZADEH: La vascularisation de la moelle épinière. Etude anatomique et physiologique. Rev. neurol., Paris, *106* (1961), 535—557.

LEROUGE, A.: Les amyotrophies spinales syphilitiques. Thèse méd. Paris (1913).

LEWANDOWSKY, M.: Rückenmarkserkrankungen durch Störungen der Zirkulation (Gefäßverschluß, Embolie, Thrombose, Arteriosklerose), Haematomyelie. Spinale Meningealblutung. In: Hdb. Neurol. Bd. 2/I, Berlin: Springer (1911), 550—571.

LHERMITTE, J.: Etudes sur les paraplégies de vieillards. Imprim. de la Cour d'appel, Paris (1907).

LOSACCO, G.: Zur Frage der Lokalisation der angio-dysgenetischen nekrotisierenden Myelopathie (Foix-Alajouaninesche Krankheit). Arch. Psychiatr. *208* (1966), 360—370.

MADOW, L., und B. J. ALPERS: Involvement of the spinal cord in occlusion of the coronary vessels. Arch. Neurol. Psychiatr., Chicago, *61* (1949), 430—441.

MAIR, W. C. P., und J. F. FOLKERT: Necroses of the spinal cord due to thrombophlebitis (subacute necrotic myelitis). Brain, London, *76* (1953), 573—576.

MALAISÉ, E. v.: Studien über Wesen und Grundlagen seniler Gehstörungen. Arch. Psychiatr. *46* (1910), 902—1008.

MARBURG, O.: In: Hdb. Neurol. Bumke-Foerster, Bd. XVI, Berlin: Springer (1936), 524—605.

MARGARETTEN, I.: Syndromes of the anterior spinal artery. J. Nerv. Ment. Dis. *58* (1923), 127—133.

MARGOLIS, P. D., A. T. GRIFFIN, P. D. KENAN, G. T. TINDALL, E. H. LAUGHLIN und R. L. PHILLIPPS: Circulatory dynamics of the canine spinal cord. Temporal phases of blood flow measured by fluorescin and serio-roentgenographic methods. J. Neurol., London, *14* (1957), 506—513.

MARGULIS, M. W.: Pathologische Anatomie und Klinik der akuten thrombotischen Erweichungen bei spinaler Lues. Dtsch. Zschr. Nervenhk. *113* (1930), 113—145.

MARIE, P., und Ch. FOIX: L'atrophie isolée non progressive des petits muscles de la main. Fréquence relative et pathogénie. Téphromalacie antérieure. Poliomyélite, néphrite radiculaire ou non radiculaire. Nouv. iconogr. Salpêtrière, Paris, *25* (1912), 353—363, 427.

—: Leçons sur les maladies de la moelle. G. Masson et Cie., Paris, 35e leçon (1892), 417—424.

MOLNAR, A.: Zitiert nach JELLINGER.

MONIZ, E.: Die cerebrale Arteriographie und Phlebographie. Berlin: Springer (1940).

MULDER, D. W., und L. T. KURLAND: Amyotrophic lateral sclerosis in micronesia. Proc. Staff Meet. Clin. *29* (1954), 666—670.

—, L. T. KURLAND und L. L. G. IRIARTE: Neurologic diseases on the island of Guam. U. S. Arm. Forc. Med. J. *5* (1954), 1724—1739.

NEUMAYER, E.: Veränderungen am Rückenmark im Senium bei einem der amyotrophischen Lateralsklerose ähnlichen Bild. Wien. Zschr. Nervenhk. *11* (1955).

—: Die progressive vasculäre Myelopathie im höheren Lebensalter. Wien. med. Wschr. *115* (1965), 181—184.

NEUMAYER, E.: Die vasculäre Myelopathie. In: W. BIRKMAYER, „Anstaltsneurologie". Wien-New York: Springer (1965).

—: Spinale Phlebitis. Dtsch. Zschr. Nervenhk. *189* (1966), 87—103.

NUNES, VINCENTE, A.: Enfarte medullar. Contribuiçao Experimental e Anatomo-Patologia, Coimbra (1964).

ORTHNER, H.: Die Methyl-Alkoholvergiftung. Mit besonderer Berücksichtigung neuartiger Hirnbefunde. Monogr. Ges. Gebiet Neurol. Psychiatr. H. *74*, Berlin-Göttingen-Heidelberg: Springer (1950).

—: Methyl-Alkoholvergiftung mit besonders schweren Hirnveränderungen. Ein Beitrag zur Permeabilitätspathologie des Gehirns.' Virchows Arch. path. Anat. *323* (1952), 442—464.

OSWALD, K.: Untersuchungen über das Vorkommen von Sperrmechanismen in den venae radiculares des Menschen. Med. Inaug. Diss. Berlin (1961).

PETRÉN, H.: Zur Kenntnis der Syringomyelie und Haematomyelie. Dtsch. Zschr. Nervenhk. *36* (1907), 400—439.

PHILLIPE, C., und J. OBERTHUR: Classification des cavités pathologiques intra-médullaires, I.: Syringomyélie, vraie, forme cavitaire et forme pachyméningitique. II.: Pseudosyringomyélie. Rev. neurol., Paris, *8* (1900), 171—175.

PREOPRASHENSKI, P. A.: Syphilitische Paraplegie mit dissoziierter Sensibilitätsstörung. J. Nevropat. Psichiat. Korsakow *4* (1904), 394—433.

PROBST, M.: Zur Kenntnis der amyotrophischen Lateralsklerose mit besonderer Berücksichtigung der klinischen und pathologisch-anatomischen cerebralen Veränderungen. S.ber. Akad. Wiss. Wien, Math.-naturw. Kl. *4* (1904), 111.

QUAST, H. v.: Die Venen der Rückenmarksoberfläche. Gegenbaurs Morph. Jb. *102* (1961), 33—64.

REISNER, H.: Spinale Apoplexie. 8. Int. Neurol. Kongreß (1965).

RENSHAW, B.: Influence of discharge of motoneurons upon excitation of neighbouring motoneurons. J. Neurol. Physiol. *4* (1941), 167—183.

REXED, B.: Some observations on the effect of compression of short duration of the abdominal aorta of the rabbit. Arch. Psychiatr. (Kbh) *15* (1940), 365—398.

—: Some aspects of the cytoarchitectonics and synaptology of the spinal cord. In: Progr. Brain research Vol. 11, Organisation of the spinal cord, ed. J. C. ECCES and J. P. SCHADE. Amsterdam-London-New York: Elsevier. 58—90.

RICKER, G.: Pathologie, als Naturwissenschaft. Relationspathologie, Springer Berlin (1924).

SANDER, W.: Untersuchungen über die Altersveränderungen im Rückenmark. Dtsch. Zschr. Nervenhk. *17* (1900), 369—396.

SARTESCHI, P.' und A. GIANNINI: La patologia vascolare del midollo spinale. Giardini, Pisa (1960).

SCHADE. J. P.: Differential degeneration of neurons in the spinal cord. Proc. IV Int. Kongr. Neuro-path., Vol. III (1962), 178—187.

SCHINKO, H., und H. TSCHABITSCHER: Der Gamma-Quotient als Ausdruck der Relation Liquor-zu Serum Gamma-Globuline. Eine statistische Untersuchung bei MS, Neurolues, entzündlichen und degenerativen Erkrankungen des Nervensystems. Wien. klin. Wschr. *69* (1957), 705—713.

— und —: Der Gamma-Quotient als differentialdiagnostisches Kriterium zwischen MS und degenerativen Erkrankungen des Nervensystems unter besonderer Berücksichtigung der Krankheitsdauer. Wien. klin. Wschr. *71* (1959), 416—422.

SCHLAPP, K.: A case of ascending myelomalacia caused by progressing venous thrombosis. J. Med., New York *83* (1906), 694—699.

SCHLIAK, H., und E. FÖLSCH: Über die angiodysgenetische Myelomalacie. Nervenarzt, Berlin, *29* (1958), 392—400.

SCHMAUS, H., und S. SACKI: Vorlesungen über die pathologische Anatomie des Rückenmarkes. W. F. Bergmann, Wiesbaden (1901).

SCHNEIDER, M.: Durchblutung und Sauerstoffverbrauch des Gehirns. Verh. Dtsch. Ges. Kreisl.-forsch. *19* (1953), 1—26.

—: Chemie und Stoffwechsel der Nervengewebe. Mosbacher Kolloquium, Springer, Berlin (1962).

SCHOLZ, W., und D. NIETO: Studien zur Pathologie der Hirngefäße I. Fibrose und Hyalinose. Zschr. Neurol., Berlin, *162* (1938), 675—695.

—: Studien zur Pathologie der Gehirngefäße III. Die drusige Entartung der Hirnarterien und Kapillaren (eine Form seniler Gefäßerkrankung). Zschr. Neurol., Berlin, *162* (1938), 694—715.

—: Über den Einfluß chronischen Sauerstoffmangels auf das menschliche Gehirn. Zschr. Neurol., Berlin, *171* (1941), 426—450.

— und E. E. MANUELIDIS: Angiodysgenetische Myelopathie. Dtsch. Zschr. Nervenhk. *165* (1951), 56—71.

— und W. WECHSLER: Ein weiterer Beitrag zur angiodysgenetischen Myelopathie (Foix-Alajouaninesche Krankheit). Arch. Psychiatr. Neurol. *199* (1959), 609—629.

SEITELBERGER, F., und Th. WANKO: Histologische Befunde am Zentralnervensystem bei einem Fall von Simmondsscher Kachexie. Wien. Zschr. Nervenhk. *5* (1952), 121—235.

SKINHOJ, E.: Arteriosklerosis of the spinal cord. Three cases of pure „syndrome of the anterior spinal artery". Acta psychiatr. neurol., K'hvn, *29* (1954), 139—143

SPILLANE, J. D., und G. H. T. LLOYD: The Diagnosis of Lesions of the Spinal Cord in association with „Osteoarthritic" Disease of the Cervical Spine. Brain London, *75* (1952), 139—143.

STARKER, W.: Klinische Varietäten der amyotrophischen Lateralsklerose. Dtsch Zschr. Nervenhk. *46* (1913), 483—491.

STOCHDORPH, O.: Zur Deutung histologischer Befunde (Kamm- und Wirbelbildung von Nervenfasern) bei chronischen Kreislaufstörungen des Rückenmarks Acta neurochir., Wien, Suppl. VII (1961), 386—387.

STOLTMANN, H. F., und W. BLACKWOOD: The role of the ligamenta flava in the pathogenesis of myelopathy in cervical spondylosis. Brain, London, *87* (1964), 45—50.

SUH, Th., und L. ALEXANDER: Vascular system of the human spinal cord Arch. Neurol. Psychiatr., Chicago, *31* (1933), 659—677.

Symposium de Bruxelles: Les ramollissements médullaires. Acta neurol. psychiatr Belg. *61* (1961), 215—294.

TANDLER, J.: Lehrbuch der systematischen Anatomie. Band 2, Leipzig (1962)

TESCHLER, L.: Zur Frage der chronisch-progressiven spinalen Amyotrophien (sogen. Poliomyelitis chronica). Arb. Neurol. Inst. Wien *30* (1928), 227—246

THOMPSON, G. B.: Dissecting aortic aneurysm with infarction of the spinal cord. Brain, London, *79* (1956), 11—119.

TÖNNIS, D.: Über die ischämische Entstehung von Spastik bei traumatischen Rückenmarksschädigungen. Fortschr. Neurol. *29* (1961), 445—463.

TUREEN, L. L.: Effect of experimental temporary vascular occlusion on spinal cord. Arch. Neurol. Psychiatr., Chicago, *35* (1936), 789—807.

TURNBULL, I. M., A. BREIG und O. HASSLER: Blood supply of cervical spinal cord in man. A microangiographic cadaver study. J. Neurol., London, *XXIV* (1966), 951—965.

VULPIAN, A.: Leçons sur l'appareil vasomoteur. XVIIe leçon. Les nerfs vasomoteurs de la moelle épinière. Paris (1875).

—: Maladies du système nerveux. Cours de pathologie expérimentale. Octave Dain, Paris, 2. vol. (1879), 98, 106—108.

WECHSLER, W.: Progressive Myelopathien auf Grundlage chronisch-meningischer Angiitiden. Acta neurochir., Wien, Suppl. VII (1961), 534—538.

—: Beitrag zur angiodysgenetischen nekrotisierenden Myelopathie (Foix-Alajouaninesche Krankheit). Zbl. allg. Path. *105* (1964), 425.

—: Ist die angiodysgenetische nekrotisierende Myelopathie (Foix-Alajouaninesche Krankheit) eine Mißbildung oder eine Mißbildungskrankheit? Arch. Psychiatr. *206* (1964), 131—145.

WEINGARTEN, K.: Über neurologische Komplikationen nach Aortographie. Wien. Zschr. Nervenhk. *120* (1962), 257—261.

WILCKE, O.: Hirntumordiagnostik mit Isotopen. Nervenarzt, Berlin, *36* (1965), 508—514.

WILKINSON, N.: The morbid anatomy of cervical spondylosis myelopathy. Brain, London, *83* (1960), 589—617.

WOLF, G.: Über gefäßbedingte Rückenmarkssyndrome. Fortschr. Neurol. *28* (1960), 273—284.

WOLLHEIM, E., und J. ZISSLER: Krankheiten der Gefäße. In: Bdb. inn. Med. Bd. IX/6, Springer (1960), 1—995.

WYSS, O.: Akute haemorrhagische Myelitis. Kongr. inn. Med., Wiesbaden (1898).

YATES, P. O., und E. C. HUTCHINSON: Cerebral infarction: The role of stenosis of the extracranial cerebral arteries. H. M. stationery off., London (1961).

ZITA, G., und E. NEUMAYER: Hirnleistung und zerebrale Szintigraphie im Alter. Wien. klin. Wschr. *79* (1967), 14—17.

ZÜLCH, K. J.: Neue Befunde und Deutungen der Gefäßpathologie des Hirns und Rückenmarkes. Zbl. allg. Path. *90* (1953), 402—403.

—: Mangeldurchblutung an den Grenzzonen zweier Gefäßgebiete als Ursache bisher ungeklärter Rückenmarksschädigungen. Dtsch. Zschr. Nervenhk. *172* (1954), 81—101.

—: Die Pathogenese von Massenblutung und Erweichung mit besonderer Berücksichtigung klinischer Gesichtspunkte. Acta neurochir., Wien, Suppl. VII (1961), 51—117.

—: Réflexions sur la pathophysiologie des troubles vasculaires médullaires. Rev. neurol., Paris, *108* (1962), 632—645.

Sachverzeichnis